Teuscher

Gut leben mit

Diabetes Typ 2

Der Autor

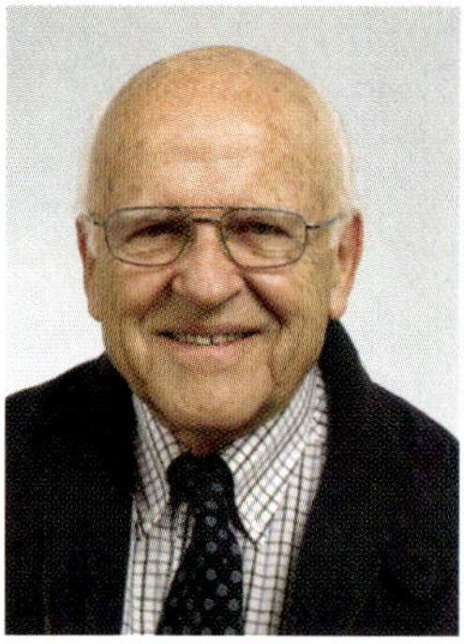

Prof. Dr. med. Arthur Teuscher ist Leiter des Diabetes-Zentrums Lindenhof in Bern und emeritierter Professor für Diabetologie der Universität Bern.
Nach seinem Medizinstudium in den 50er und 60er Jahren spezialisierte er sich im Diabetesbereich. Seine Ausbildung an der Joslin-Klinik in Boston war prägend für seine spätere Arbeit. Während 25 Jahren baute er die Diabetesstation an der Universitätsklinik Bern auf. Dabei versuchte er immer, Patienten in einer »gesunden«, nicht spitalbelasteten Atmosphäre zu beraten. Die von ihm 1980 gegründete Stiftung Ernährung und Diabetes publiziert Material für Patientenschulung und Selbststudium. Eine weitere Aufgabe der Stiftung ist die wissenschaftliche Untersuchung der Hypoglykämiesymptomatik unter verschiedenen Insulinen. Ebenso ist dem Autor auch die weltweite Verfügbarkeit von Insulinen wichtig, was sich im Engagement der Stiftung in Tansania zeigt.

Prof. Dr. med. Arthur Teuscher

Gut leben mit

Diabetes Typ 2

Ernährung, Bewegung, Tabletten, Insuline: So erhalten Sie Ihre Lebensqualität

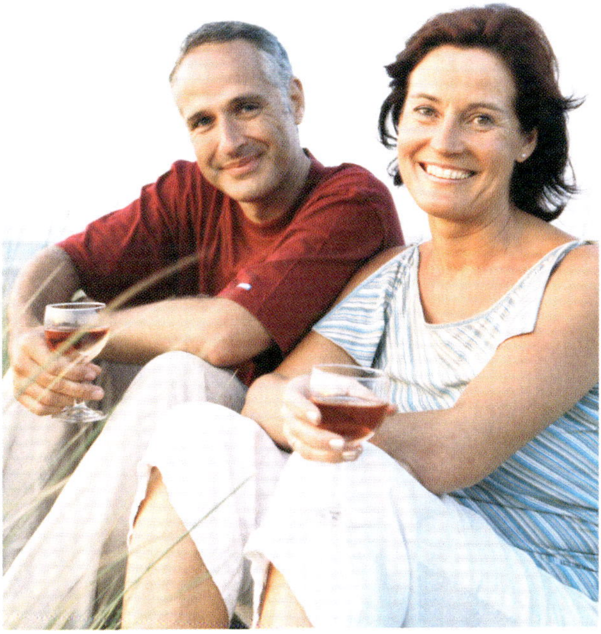

TRIAS

Die besten Informationen für Ihre Gesundheit

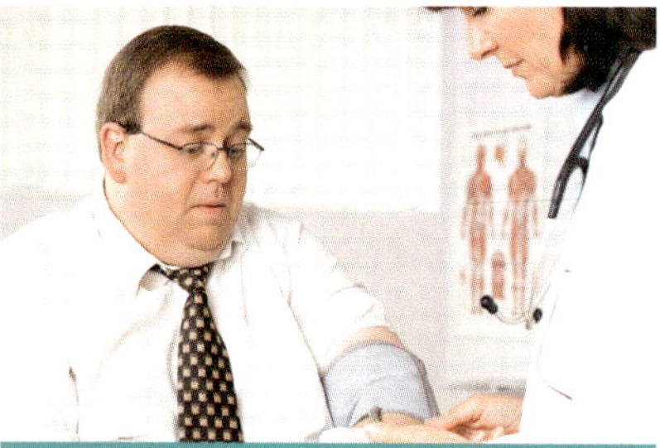

Diabetes – was heißt das?

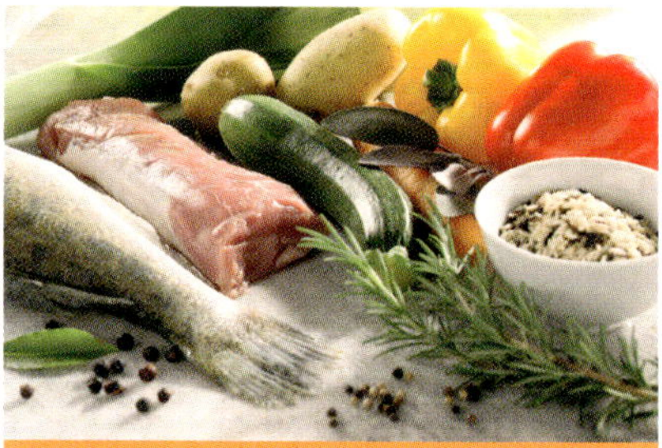

Ernährung bei Diabetes

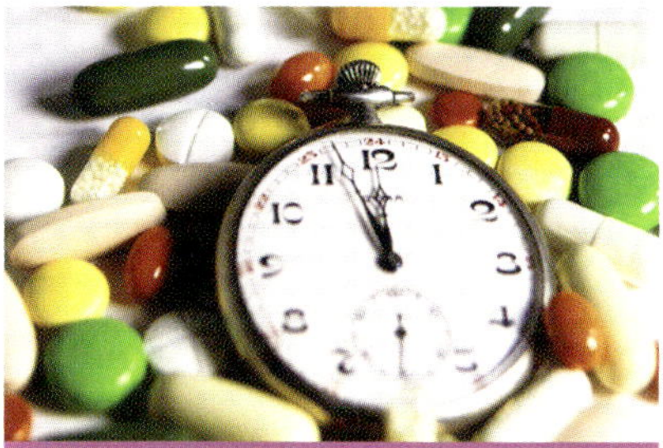

Behandlung mit Tabletten

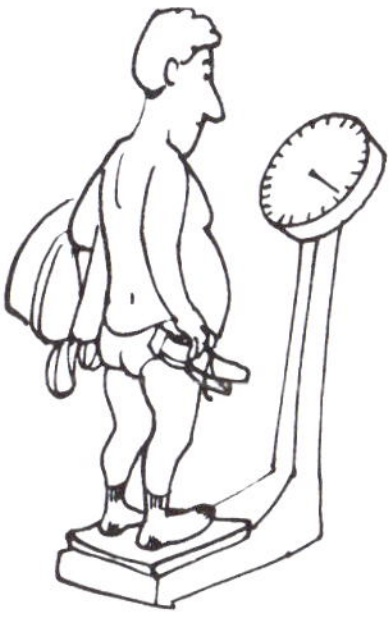

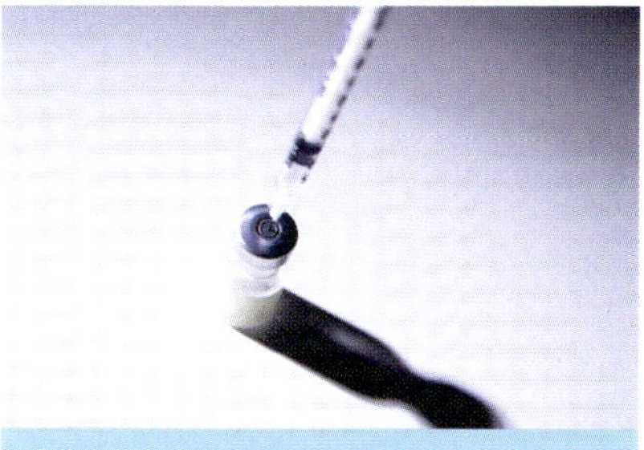

Behandlung mit Insulin

Die besten Informationen für Ihre Gesundheit

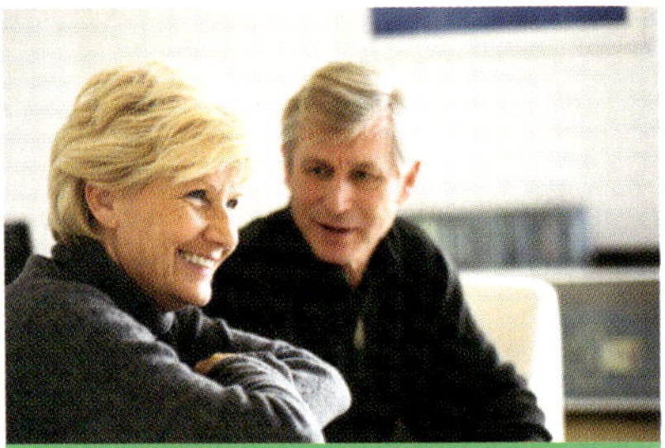

Leben mit Diabetes

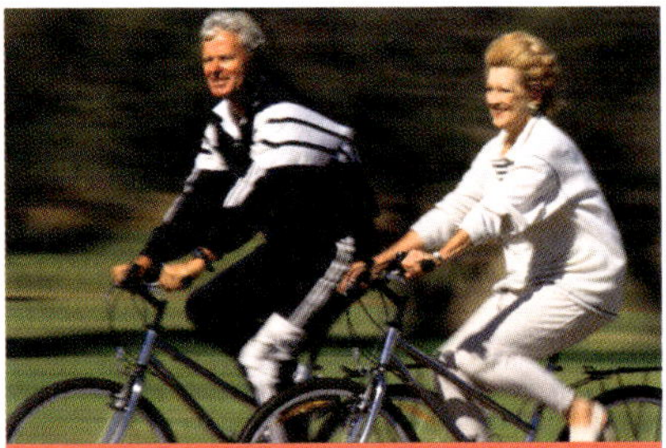

Anhang: Tabellen und mehr

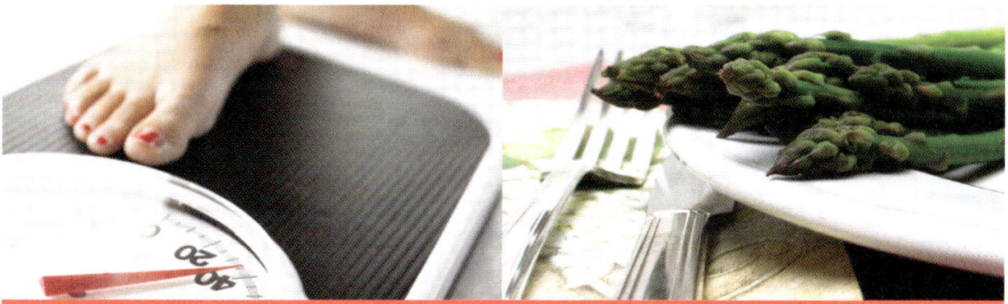

Anhang: Tabellen und mehr

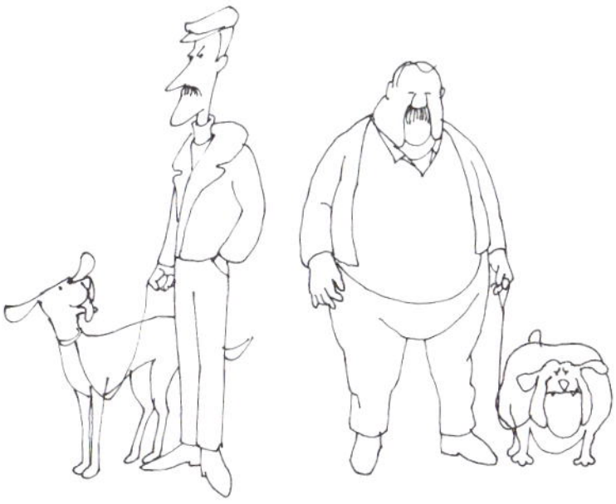

Statt eines Vorwortes

Für alle, die Vorworte normalerweise nicht lesen, die freundliche Aufforderung, es dennoch zu versuchen.

Weltweit wird sich die Zahl der DiabetikerInnen bis 2025 von jetzt 150 auf 300 Millionen erhöhen (Schätzungen der WHO). Der explosionsartige Anstieg von Typ-2-Diabetes hat mehrere, miteinander verknüpfte Ursachen: generelle Zunahme der Häufigkeit von Übergewicht (Adipositas), abnehmende körperliche Aktivität in unserem Zeitalter von Aufzügen, Auto und Fernsehen sowie genetische Prädispositionen. Das Überleben der Menschen über Tausende von Generationen war bei dem selten überreichlichen Nahrungsangebot, wie es die Wildnis bot, nur mit einem bestimmten Stoffwechselprofil – der Energiespeicherung in Form von Fett – möglich. Heute, in Zeiten von Nahrungsüberfluss und sitzender Existenz, kommt es zur Stoffwechselkrise, weil immer mehr dieser einstmals lebensnotwendigen Fettspeicher nicht mehr verwertet werden können.

Fettspeicher führen zur Stoffwechselkrise.

Trotz aller Technik der Diabetesdiagnostik, der Blutzuckerbestimmung und der Verbesserungen im medikamentösen Bereich blieben zwei Aspekte der Diabetesbehandlung über Jahrzehnte erhalten und sind auch heute noch in jedem Diabeteskonzept vertreten: Abbau von Übergewicht durch gesunde und vernünftige Ernährung und Steigerung der körperlichen Aktivität. In den meisten Fällen sind ein Besinnen auf die Grundlagen der Ernährung sowie eine angemessene regelmäßige körperliche Aktivität die wichtigsten Schritte nicht nur direkt nach dem Zeitpunkt der Diabeteserfassung, sondern während des ganzen Lebens mit Diabetes.

Grundlagen der Diabetesbehandlung: Abbau von Übergewicht und Steigerung der körperlichen Aktivität.

Wie können Sie Selbstverantwortung in Ihre Diabetesbehandlung einbringen? Eine mögliche, ganzheitliche Antwort gibt

Goethe, der an erster Stelle die heilende Kraft des Gesprächs stellt:

Die heilende Kraft des Gesprächs.

»Die größten Geheimnisse, Kräfte und Wirkungen liegen verborgen in verbis, herbis und lapidibus.«

Diese dichterische »Rezeptur« möchten wir für Sie in diesem Typ-2-Diabetesbuch umsetzen: In Worten (verbis) versuchen wir, Ihnen das Wissen und die Kraft zur Selbstverantwortung in der Diabetesbehandlung zu geben, das Geheimnis der Pflanzen (herbis) in Empfehlungen zu guter Ernährung umzusetzen und mit dem Gestein (lapidibus) nicht nur Bergsteigen zu empfehlen, sondern Bewegung und körperliche Aktivität mit dem nicht ganz einfachen, steinigen Weg darzustellen.

Weshalb sind mir persönlich diese scheinbar einfachen und in der heutigen Diabetologie – angesichts moderner Medikamente und Technologien – kaum noch als erwähnenswert anzusehenden Komponenten so ans Herz gewachsen? Als Arzt bin ich seit 1955 in der Diabeteswelt tätig und habe vermutlich jährlich etwa 1000 Menschen beraten. Mein Ziel war dabei stets, von jedem Einzelnen so viel zu erfahren und zu lernen, dass ich jedem einen individuellen Behandlungsplan vermitteln konnte. Erst wenn die natürliche Behandlung des Typ-2-Diabetes mit gesunder, ausgewogener Ernährung und einem körperlich aktiv gestalteten Alltag nicht mehr fruchtete, war das Insulin ein Rettungsanker. Der Diabetespionier Elliott P. Joslin hat mich in den 50er Jahren gelehrt, global zu denken und den Diabetiker/die Diabetikerin als ganzen Menschen zu sehen – und nicht nur einseitig den Blutzucker zu behandeln.

Bei Diabetes muss der ganze Mensch behandelt werden, nicht nur der zu hohe Blutzucker!

Groß war die Überraschung und Freude, als 1956 die ersten Sulfonylharnstoffe in der amerikanischen Joslin-Klinik zur Anwendung kamen. Da gab es »insulinresistente« Typ-2-Patienten, bei denen 80 oder 100 Einheiten Insulin durch 2–3 Tabletten ersetzt werden konnten! Aber bei aller Euphorie hat Joslin

Trotz neuer Diabetesmedikamente sind Ernährung und Aktivität die wichtigsten Behandlungsmethoden.

immer wieder darauf hingewiesen, dass jede neue Therapie nur eingeführt werden dürfe, wenn sie auf Dauer kein gesundheitliches Risiko zeige. Das galt für Tabletten ebenso wie für die vielen neuen Insuline, die Ernährungsprogramme, aber auch für die Behandlungsmethoden der Langzeitfolgen des Diabetes. Ernährung und körperliche Aktivität blieben bei all diesen Fortschritten auf dem Gebiet der Medikamente zu jeder Zeit die ersten und wichtigsten Behandlungsmethoden.

Vor 30 Jahren stand ich vor der Aufgabe, einem jungen Zeichner, der nicht viel von Diabetes wusste, mit einfachen Worten den Charakter und die Auswirkungen dieser Stoffwechselstörung zu erklären. Gemeinsam versuchten wir, in 60 Farbgrafiken einfach, aber ausdrucksstark darzustellen, welchem Rhythmus Blutzucker und Insulin folgen und in welchen Lebensbereichen sich der Diabetes besonders intensiv spürbar macht. Die von Goethe zitierten »Geheimnisse, Kräfte und Wirkungen« sollten auf künstlerische Weise in Bilder übersetzt werden. Wir haben aus diesen »alten« Originalen Abbildungen für unseren Ratgeber ausgewählt, um Ihnen zu zeigen, dass auch heute das wissensvermittelnde und einfühlsame Gespräch im Zentrum der Diabetesberatung stehen soll. Denn nur wer weiß, wie facettenreich und komplex Diabetes eigentlich ist, kann letztlich die Selbstverantwortung für seine persönliche Behandlung übernehmen. Die Abbildungen stehen aber auch für die unveränderte Position mancher Werte, in unserem Fall die wichtige Stellung, die natürliche Behandlung mit Ernährung und Bewegung nach wie vor einnimmt.

Wissen bringt Sicherheit.

Wissen bringt Sicherheit, Nichtwissen Ängste. Nehmen Sie sich daher Zeit, aus diesem primär für Sie, aber auch für Ihren Arzt, Ihre Ärztin und Ihre DiabetesberaterInnen konzipierten Ratgeber eine ganz individuelle Langzeitplanung Ihrer Diabetesbehandlung zu erarbeiten. Weitgehend liegt es an Ihnen selbst, diese dann auch in die Hand zu nehmen und im Alltag praktisch umzusetzen. Nehmen Sie sich genügend Zeit, um sich an einigen Abenden oder einem ruhigen Wochenende mit Ihrem persönlichen Diabetes in die Welt von Selbstverantwortung und Selbstbestimmung einzuleben. Ihr »Zuckerbegleiter« wird Ihnen diese Aufmerksamkeit danken.

Mit dieser Vision ist das vorliegende Buch überholt worden, um einer deutschsprachigen europäischen Bevölkerung mit Herz, Kopf und Verstand zu einer lebensverlängernden Gesunderhaltung zu verhelfen.

Arthur Teuscher
Bern, im Juni 2006

Diabetes auf einen Blick

Welche Formen von Diabetes gibt es?

Typ-1-Diabetes

Häufigkeit ca. 10 %; eine Zerstörung der Inselzellen durch Antikörper führt zu absolutem Insulinmangel. Die Insulinbehandlung ist lebenswichtig.

Typ-2-Diabetes

Häufigkeit ca. 80 %; relativer Insulinmangel mit ungenügender Insulinwirkung in den Körpergeweben. Eine Behandlung ist in der Regel ohne Insulin möglich.

Schwangerschaftsdiabetes

Häufigkeit ca. 2 %; während der Schwangerschaft tritt erstmals eine gestörte Glukosetoleranz oder ein Typ-2-ähnlicher Diabetes auf, in der Regel mit Blutzuckernormalisierung nach der Geburt.

Diabetes-Sonderformen

Pankreasentzündungen, Tumoren, zystische Fibrose, Hormonstörungen u. a.

Wie wird Diabetes diagnostiziert?

Mit Blutzuckermessung

- Vollblut kapillar (Fingerblut): Für Screening-Zwecke (Praxis), Home-glucose-monitoring.
- Vollblut venös (für die epidemiologische Forschung, hierzulande selten).
- Plasma kapillar (vom Finger): Für Screening-Zwecke (Praxis), Home-glucose-monitoring.
- Plasma venös: Für medizinische und rechtliche Dokumentation (Referenzlabor).

Grenzwerte, ab denen ein Diabetes feststeht, zeigt Ihnen die Tabelle rechts. Die Diagnose sollte nicht aufgrund eines einzelnen erhöhten Blutzuckers gestellt werden. Ein Einzelwert erfordert den Nachweis typischer Symptome oder einen weiteren erhöhten Blutzucker an einem folgenden Tag, bestimmt im Plasma aus Venenblut.

Diagnostische Grenzwerte für Diabetes (Nationale Versorgungs-Leitlinie Diabetes mellitus Typ 2, 2002)

	Plasma kapillar		Plasma venös		Vollblut kapillar		Vollblut venös	
	mmol/l	mg/dl	mmol/l	mg/dl	mmol/l	mg/dl	mmol/l	mg/dl
Nüchtern	7	126	7	126	6,1	110	6,1	110
Im Laufe des Tages; z. B. 2 Stunden nach einer Mahlzeit	11	200	12,2	220	10	180	11	200
2 Stunden nach 75 g Glukose (Glukose-Toleranz-Test)	11	200	12,2	220	–	–	–	–

Risikofaktoren für Diabetes

- Diabetes in der Familie
- Übergewicht
- 45 Jahre und älter
- Erhöhter Blutzucker in der Vergangenheit
- Blutdruck 140/90 und höher
- Cholesterin erhöht
- Blutfette erhöht
- Blutzucker erhöht während der Schwangerschaft
- Afrikanische oder asiatische Herkunft mit industrialisierter Lebensweise.

Vorbeugung und Frühbehandlung mit ballaststoffreicher und fettreduzierter Kost, mehr Bewegung, aktiver Entspannung und einigen Kilogramm Gewichtsabnahme.

Langzeitfolgen des Diabetes

- Herzinfarkt
- Hirnschlag
- Durchblutungsstörungen der Unterschenkelarterien
- Augen: diabetische Retinopathie
- Nieren: diabetische Nephropathie
- Nerven: diabetische Neuropathie
- Diabetischer Fuß: Nerven, Arterien; mit Infektionen oder nach Verletzungen.

An wen richtet sich dieser Ratgeber?

Dieser Ratgeber richtet sich grundsätzlich an alle, die bei einem Arztbesuch mit der Diagnose »Diabetes« konfrontiert werden und sich über diese Krankheit genauer informieren möchten.

Man unterscheidet bei Diabetes zwei Typen: den obligatorisch insulinabhängigen Typ-1-Diabetes und den Typ-2-Diabetes, der durch Ernährungsanpassung allein und im Bedarfsfall zusätzlich mit blutzuckersenkenden Tabletten oder mit Insulin behandelt werden kann. Beide Diabetestypen haben zwar einiges gemeinsam, sind aber letztlich doch sehr verschieden, was die Behandlung anbelangt. Dieser Ratgeber wurde vor allem für die Zielgruppe der Typ-2-DiabetikerInnen konzipiert und stellt ausführlich die Behandlungsbereiche Ernährung, Bewegung, Tabletten, Insulin und Blutdruck vor. Sie vermittelt allen DiabetikerInnen mit oder ohne Insulin die wichtigsten Grundlagen zur Behandlung.

Zwei Drittel unserer Zielgruppe sind zum Zeitpunkt der Diagnose »Typ-2-Diabetes« 65 Jahre oder älter. Häufig sind die Diabetessymptome wenig ausgeprägt, sodass sie erst sehr spät oder – in fast der Hälfte aller Fälle – gar nicht erkannt werden. Dabei ist die Früherfassung jedoch enorm wichtig, denn bei Diabetes können nach Jahren Langzeitfolgen auftreten. Dazu gehören Veränderungen an den arteriellen Blutgefäßen, erhöhter Blutdruck und Risiko für Herz- und Hirnschlag. Spezifisch werden Augen, Nieren, Nerven und Füße betroffen.

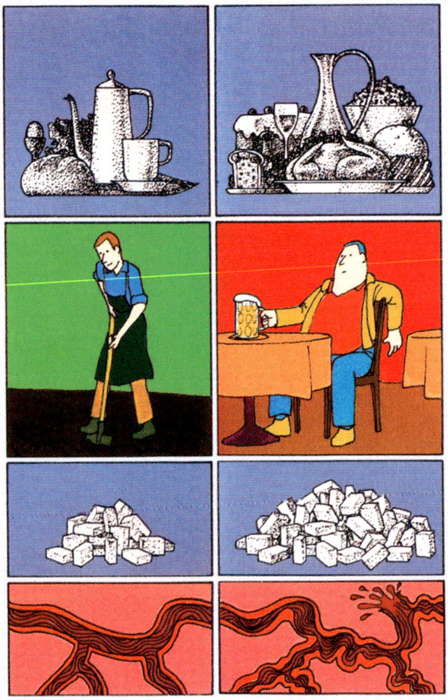

▲ Ein gut informierter Typ-2-Diabetiker im Vergleich mit einem nicht informierten: Eine möglichst günstige Zuckerbilanz schützt ihn vor Zuckerverlusten und Langzeitschäden.

Diese Langzeitfolgen beginnen bei ungenügender oder fehlender Blutzuckerkontrolle in der Regel nach 10 bis 20 Jahren.

Um die Zusammenhänge von Diabetes und Langzeitfolgen zu erkennen, sind grundlegende Informationen notwendig. Nur wer richtig informiert ist und weiß, was bei Diabetes im Körper vor sich geht, kann richtig damit umgehen, in Krisensituationen rechtzeitig und richtig reagieren und auf lange Sicht erfolgreich Langzeitfolgen vermeiden.

Bei der Behandlung des Typ-2-Diabetes spielen Sie als PatientIn daher mehr denn je eine tragende Rolle: Grundsätzlich »managen« Sie Ihren Diabetes im Alltag selbst. Sie bestimmen die Qualität der Diabeteskontrolle, indem Sie sich gesund ernähren, ausreichend bewegen, Ihren Blut- oder Harnzucker selbstständig kontrollieren und eventuell Ihre Medikamentendosis anpassen (siehe auch Literatur).

Der Arzt oder die Ärztin unterstützt Sie dabei, indem er oder sie Ihnen Informationen gibt, Sie über Medikamente und Behandlung aufklärt und die nötigen Untersuchungen macht. Daher ist es von großer Bedeutung, dass auch der Arzt oder die Ärztin nicht nur die medizinischen, sondern ebenfalls die im Alltag auftretenden »praktischen« Probleme kennt.

Alle wichtigen Informationen werden für Sie auf den folgenden Seiten möglichst ausführlich dargestellt. Allerdings muss ein Gespräch mit dem Arzt oder der Ärztin, gerade wenn es Probleme oder Unsicherheiten gibt, auf jeden Fall stattfinden. Daher ist dieses Buch nicht nur an Sie als DiabetikerIn, sondern auch an alle behandelnden ÄrztInnen gerichtet, die sich in ihre diabetischen Patienten und Patientinnen einfühlen wollen und sich besser und intensiver mit dem Thema Typ-2-Diabetes in der Alltagspraxis auseinandersetzen möchten. Sie haben somit die Möglichkeit, Ihre PatientInnen sachlich, kompetent und vor allem praxisorientiert über deren Diabetes informieren zu können. Sie erhalten außerdem aktuelle Informationen zu Studienergebnissen wie z. B. der UKPDS (United Kingdom Prospective Diabetes Study), einer groß angelegten Langzeitstudie zum Typ-2-Diabetes, und können persönliche Empfehlungen mit Hilfe dieses Buches in der Sprechstunde vermitteln.

Dieser Ratgeber richtet sich daher an:

- Typ-2-DiabetikerInnen, die sich aktiv mit der Diagnose Diabetes auseinander setzen und ihre zukünftige Behandlung mitbestimmen wollen. Nur wer die Zusammenhänge und Hintergründe von Diabetes kennt, kann entsprechend handeln und seine Lebensqualität selbst mitbestimmen.
- Praktizierende ÄrztInnen, die sich in den Diabetesalltag ihrer PatientInnen hineinversetzen und zugleich praktische Anleitung, moderne Richtlinien und Empfehlungen erhalten wollen. Dieser Ratgeber bietet eine gute Übersicht über den Dschungel an Zielwerten, Grenzwerten, Medikamenten und Behandlungsmethoden.
- Erst in zweiter Linie an Typ-1-DiabetikerInnen, die an Grundlagen über Ernährung, Insulin und Blutzucker sowie an Empfehlungen für den Diabetesalltag und für besondere Situationen interessiert sind. Auch bei Typ-1-Diabetes gilt: Mit guter Diabeteskontrolle treten Langzeitfolgen seltener auf.

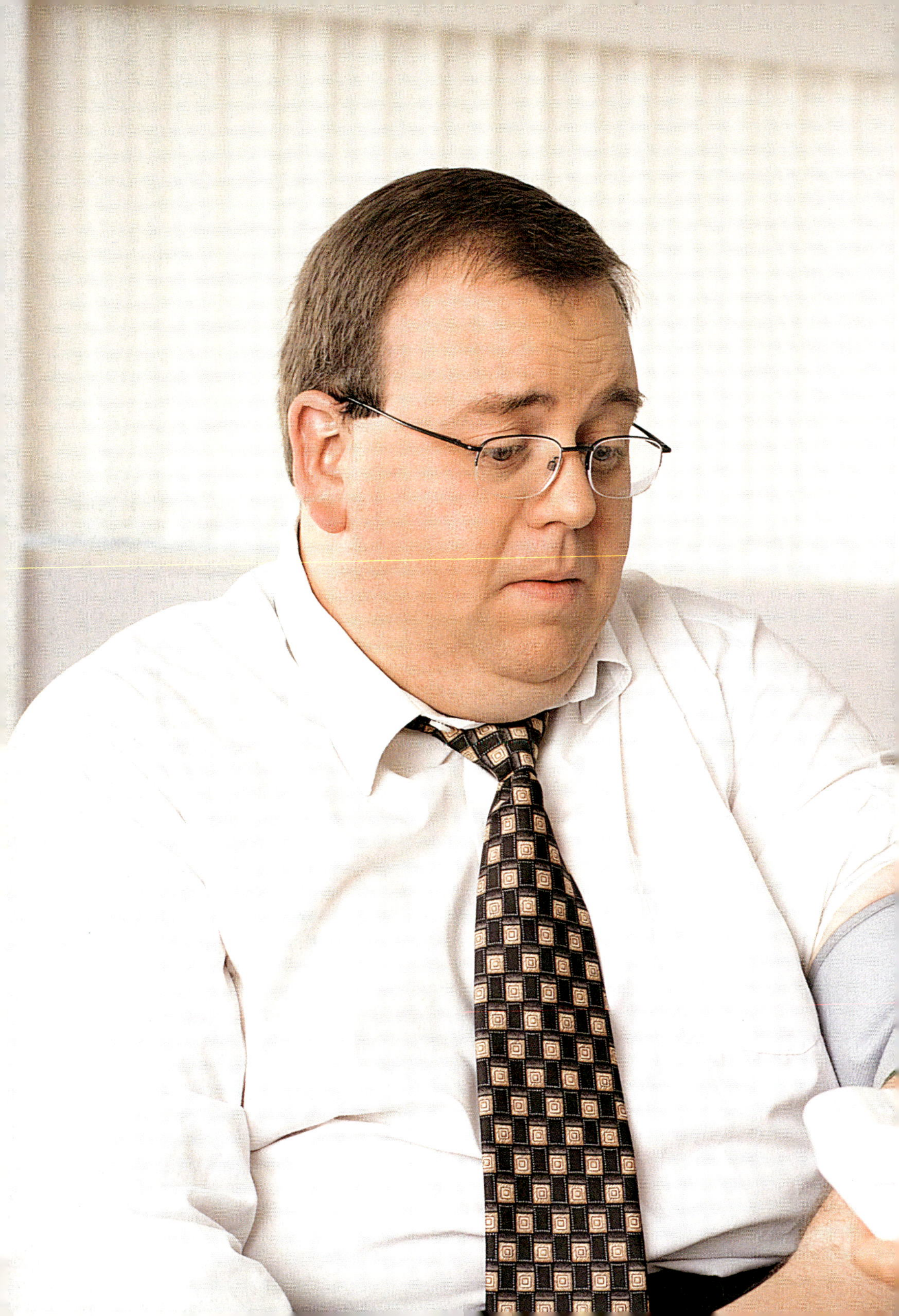

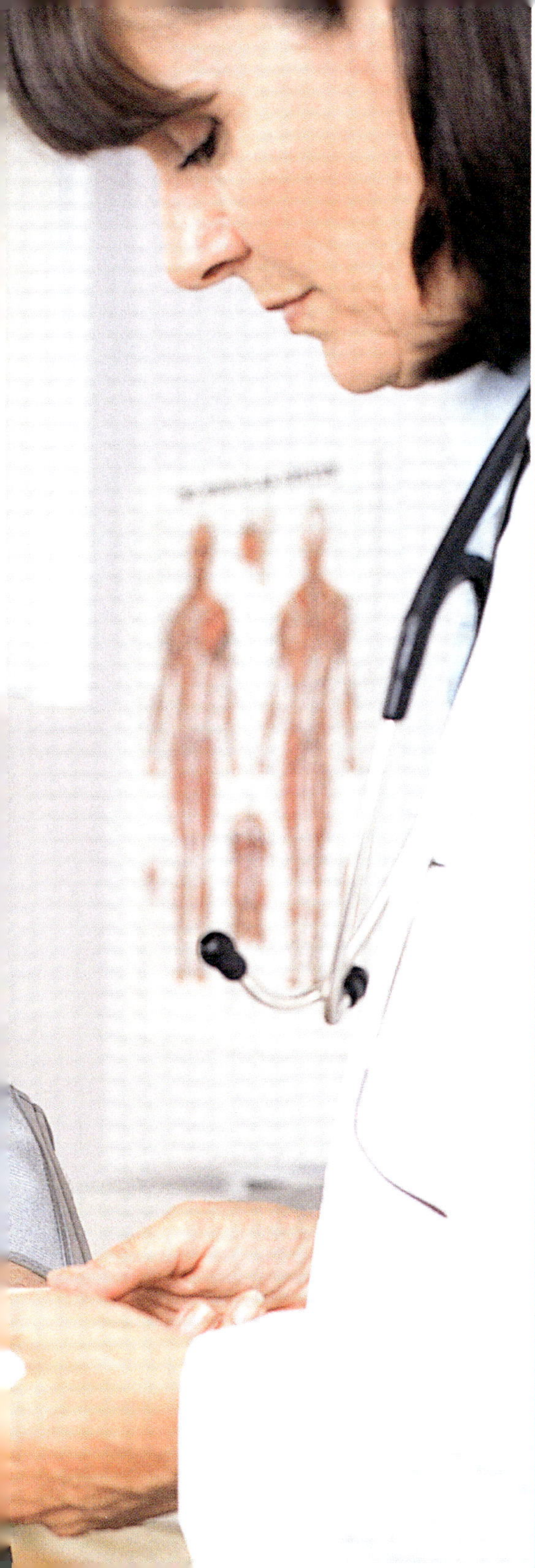

Diabetes – was heißt das?

Bei Ihrem letzten Arztbesuch wurde ein zu hoher Blutzuckerwert festgestellt oder sogar schon ein Diabetes diagnostiziert. Was genau das bedeutet und vor allem, was Sie selbst aktiv tun können, um Ihren Blutzuckerwert zu senken und diabetischen Langzeitschäden vorzubeugen, erfahren Sie in diesem Kapitel.

Diabetes – was heißt das?

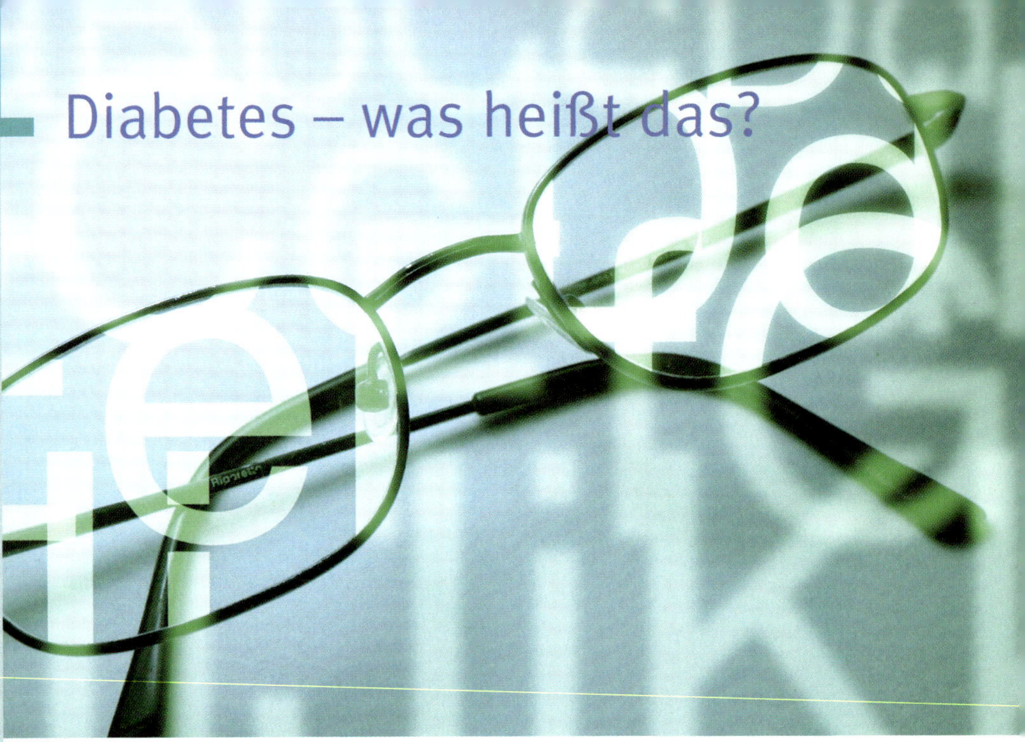

Sie haben Diabetes: Was heißt das?

Die Zuckerkrankheit war schon im Mittelalter bekannt. Die Ärzte diagnostizierten sie, indem sie den Urin des Patienten abschmeckten. War er süß, so war der Zucker zu hoch, denn ab einer bestimmten Höhe scheidet der Körper den überflüssigen Zucker über den Harn aus. Von dieser Zuckerausscheidung über den Urin hat die Zuckerkrankheit auch ihren Namen: Diabetes mellitus bedeutet »honigsüßer Durchfluss«.

Info

Normalerweise wird der Blutzuckerspiegel durch das in der Bauchspeicheldrüse gebildete Hormon Insulin reguliert. Beim Diabetes ist diese Regelung gestört, sodass der Blutzucker erhöht ist.

Insulinmangel und Insulinresistenz

Bei Diabetes gibt es zwei grundlegend verschiedene Formen:

Typ-1-Diabetes (absoluter Insulinmangel): Dieser wird oft auch juveniler oder jugendlicher Diabetes genannt, da er vorwiegend vor dem 30. Lebensjahr auftritt. Einen Typ-1-Diabetes kann man aber durchaus auch in späteren Jahren entwickeln. Dieser Diabetestyp entsteht als Folge einer Immunkrankheit, bei der Antikörper im Blut die Insulin bildenden Zellen zerstören, sodass ein absoluter Insulinmangel entsteht. Bei diesem Diabetestyp muss von der Diagnose an Insulin gespritzt werden.

Typ-2-Diabetes (relativer Insulinmangel infolge Insulinresistenz): Diese Diabetesform wurde früher oft als »Altersdiabetes« bezeichnet, da er häufig nach dem 40. Lebensjahr auftritt. Ebenso wie Typ-1-Diabetes kann aber auch Typ-2-Diabetes in jedem Alter auftreten, weshalb auf die oft irreführenden Bezeichnungen »Jugend- bzw. Altersdiabetes« in diesem Buch ganz verzichtet wird. Beim Typ-2-Diabetes kann die Bauchspeicheldrüse (Pankreas) zwar noch Insulin bilden, aber dessen Wirksamkeit an den Insulinrezeptoren der Zellmembranen ist vermindert. Der Transport von Blutzucker in die Gewebezellen kann deshalb nicht mehr rasch und ergiebig genug vonstatten gehen.

Info

Insulinrezeptoren sind Kanäle in den Zellmembranen, durch die u. a. Blutzucker zur Energiebildung eingeschleust wird.

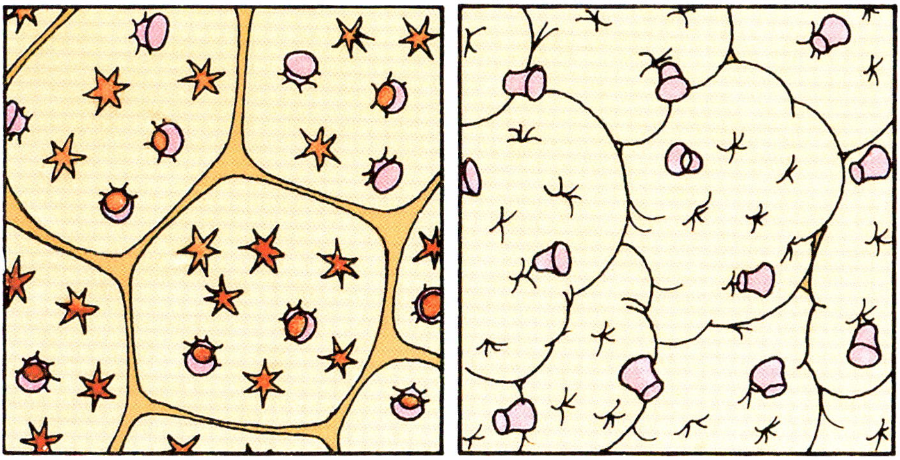

▲ Bei Typ-2-Diabetes sind die »Eintrittspforten« in die Zellen (Insulinrezeptoren) ungenügend geöffnet. Deshalb ist die Blutzuckerpassage vermindert.

Diabetes – was heißt das?

Ursachen und Risikofaktoren für Typ-2-Diabetes

Genetische Disposition ist ein wichtiger Faktor: Liegt bei einem Elternteil ein Diabetes vor, so ist das Risiko für die Nachkommen, im Alter von 50 Jahren einen Typ-2-Diabetes zu entwickeln, bei 5 %. Für einen Typ-1-Diabetes liegt das Risiko unter 1 %, kann aber bei familiärer Belastung ebenfalls wesentlich höher liegen.

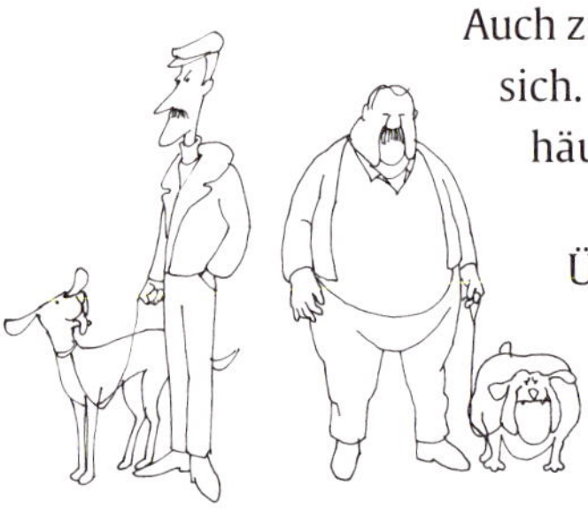

Auch zunehmendes Alter bringt ein größeres Diabetesrisiko mit sich. Bei 70-Jährigen und Älteren finden wir eine Diabeteshäufigkeit von über 10 %.

Übergewicht ist der häufigste Risikofaktor für Typ-2-Diabetes mit Insulinresistenz: 80 % der frisch diagnostizierten DiabetikerInnen vom Typ 2 sind übergewichtig. Ein hoher Zuckerkonsum ist zwar nicht die Ursache für Diabetes, doch enthalten Süßigkeiten sowie alle kalorienreichen oder fetthaltigen Produkte neben Zucker auch reichlich gesättigte Fettsäuren, die Körperfett bilden. Ein erhöhter Konsum von gesättigten Fettsäuren (aus Fetten tierischer Quelle) ist bei einer bereits vorhandenen genetischen Disposition oder bei leicht erhöhten Blutzuckerwerten ein weiterer möglicher Risikofaktor, einen Typ-2-Diabetes zu entwickeln.

Info

Falsche Ernährungsgewohnheiten, vor allem zu kalorien- und fettreiches Essen, und mangelnde Bewegung (Auto fahren, Fernsehen) führen immer mehr zu Übergewicht in der Bevölkerung. Bereits Kinder und Jugendliche sind häufig übergewichtig. Übergewicht jedoch begünstigt die Entwicklung eines Typ-2-Diabetes!

Übergewicht, Vererbung und körperliche Inaktivität stellen ein erhebliches Risiko dar. Gerade in der Anfangsphase des Typ-2-Diabetes kann der Blutzucker oft mit der Ernährung, Gewichtsreduktion und körperlicher Aktivität wesentlich reduziert oder sogar normalisiert werden.

WISSEN

Warum habe gerade ich Diabetes?

- Bei vielen Betroffenen liegt eine familiäre Veranlagung vor, ein Grund, weshalb auch Normalgewichtige einen Typ-2-Diabetes entwickeln können.
- Zunehmendes Alter erhöht das Risiko für einen Diabetes.
- Entscheidender Risikofaktor ist das Körpergewicht: Die Gefahr, einen Diabetes zu entwickeln, ist bei Übergewichtigen, besonders im mittleren Alter, größer: Eine Gewichtszunahme von 5 kg (v. a. Bauchfett) verdoppelt das Diabetesrisiko!
- »Gestörter« Nüchternblutzucker von 6–7 mmol/l (110–126 mg/dl) bei früherer Untersuchung
- Bluthochdruck ab Werten von 140/90 mmHg
- Cholesterin höher als 5 mmol/l (360 mg/dl)
- HDL-Cholesterin von weniger als 0,9 mmol/l (35 mg/dl)
- Triglyzeride höher als 2,8 mmol/l (250 mg/dl)
- Vorgeschichte von Schwangerschaftsdiabetes und Geburtsgewicht des Kindes von 4 kg und mehr
- Einige ethnische Bevölkerungsgruppen sind weniger an eine industrialisierte Lebensweise angepasst und daher hierzulande einem erhöhten Diabetesrisiko ausgesetzt.

Symptome des Diabetes

Die »klassischen« Symptome eines Diabetes sind in der Regel ungewohnter bis quälender Durst, häufiges Wasserlassen (besonders nachts), Gewichtsverlust und allgemeine Schwäche. Weitere Symptome sind Trübsehen, schlecht heilende Hautinfektionen, auch Zahnfleischentzündungen und Infektionen der Harnwege oder häufig Juckreiz verursachende Pilzinfektionen in der Genitalgegend.

Zu hoher Blutzucker wird über den Urin ausgeschieden. Der dadurch entstehende Flüssigkeitsverlust führt zu Durst und Austrocknen.

Beim Typ-2-Diabetes sind diese Symptome nicht immer so leicht erkennbar wie beim Typ-1-Diabetes, da sie meist viel weniger stark ausgeprägt sind. In vielen Fällen ist eine leichte, aber andauernde Müdigkeit und allgemeine Schwäche das einzige Anzeichen. Der Diabetes wird oft nur zufällig aufgedeckt, wenn eine Urin- oder Blutzuckeruntersuchung in der Arzt-

Diabetes – was heißt das?

WISSEN

Symptome des Typ-2-Diabetes

- Anhaltende Müdigkeit und Schwäche ist ein häufiges Zeichen von Typ-2-Diabetes. Die Symptome Durst, häufiges Wasserlassen und Gewichtsverlust sind dagegen beim Typ-2-Diabetes oft nur schwach ausgeprägt.
- Schlecht heilende Wunden, vor allem an den Füßen, können auf Diabetes hinweisen.
- Bei älteren Erwachsenen weisen zusätzlich erhöhter Blutdruck (Hypertonie), Übergewicht, Angina pectoris und Herzinfarkt auf einen möglichen Diabetes hin.

praxis Verdacht geweckt hat. Auch eine Herzkrankheit, Sehstörungen, Gefühllosigkeit in den Füßen (Neuropathie) oder offene Hautstellen mit schlechter Heilungstendenz – vor allem an den Fußsohlen (Mal perforans) – lassen auf einen Diabetes schließen.

Info

Das Resultat der Blutzuckermessung kann in zwei verschiedenen Maßeinheiten angegeben werden:

- Milligramm pro Deziliter Vollblut oder Blutplasma = mg/dl (wird in Deutschland und Österreich verwendet)
- Millimol pro Liter Blutplasma = mmol/l (gilt in der Schweiz und den meisten anderen europäischen Ländern)

Umrechnungsfaktor:
mmol/l × 18 = mg/dl (siehe Umrechnungstabelle Seite 167).

Grenzwerte für Blutzucker

Die oben genannten Symptome oder erhöhte Laborbefunde legen den Verdacht auf einen Diabetes nahe, eine endgültige Diagnose wird aufgrund zweier deutlich erhöhter Blutzuckerwerte an aufeinanderfolgenden Tagen gestellt oder aufgrund sehr hohen Blut- und Urinzuckers bei stark ausgeprägten, »klassischen« Symptomen.

Ein Urinzuckertest (»positiv« bedeutet Nachweis von Zucker im Urin, im Gegensatz zum »negativen« Test, bei dem sich kein Zucker im Urin nachweisen lässt) ist eine Methode, um Diabetes festzustellen. Zucker im Urin ist ein klassisches Frühzeichen für zu hohen Blutzucker, besonders wenn er 1 bis

2 Stunden nach einer Mahlzeit bestimmt wird: Beim Diabetiker steigt der Blutzucker nach dem Essen übermäßig an (über 10 mmol/l bzw. 180 mg/dl), sodass die Nieren das Zuviel an Zucker über den Urin ausscheiden (die so genannte »Nierenschwelle«).

Die Nierenschwelle ist der Grenzbereich, ab dem die Kapazität der Niere, Zucker aufzunehmen, überschritten ist.

Eine einfache und schmerzfreie Blutzuckerbestimmung aus einem Tropfen Fingerblut deckt ebenfalls frühzeitig Diabetes auf. Diese Untersuchung kann nüchtern (8 Stunden nach der letzten Mahlzeit) am Morgen oder auch 1–2 Stunden nach einer Mahlzeit durchgeführt werden. Internationale Organisationen wie die American Diabetes Association ADA empfehlen seit 1997, eine Nüchternblutzuckermessung im Venenblutplasma durchzuführen, da diese aussagekräftiger und praxisgerechter ist als eine Blutzuckerbestimmung nach dem Frühstück.

Info

Blutplasma ist der flüssige, nach Entfernen der Blutkörperchen verbleibende Anteil des ungerinnbar gemachten Blutes. Die Plasma-Werte sind ca. 10 % höher als die Blutzuckerwerte des Fingerblutes (sog. kapillares Vollblut).

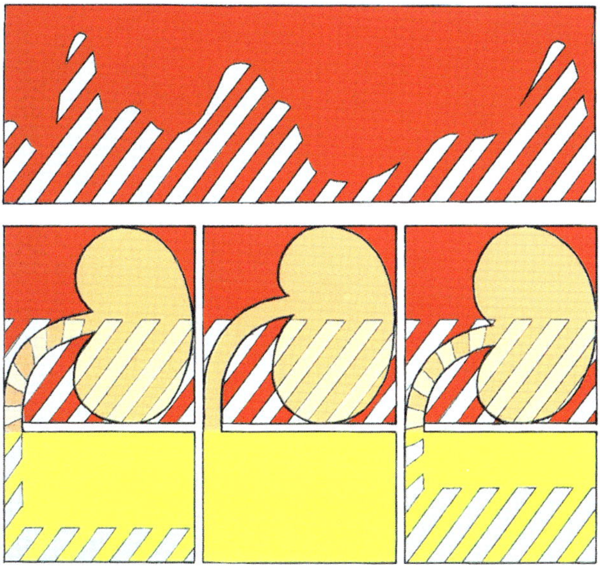

◀ Nierenschwelle: Ab einer bestimmten Blutzuckerhöhe (10 mmol/l oder 180 mg/dl) kommt es zum »Überfließen« des Zuckers in den Urin.

Diabetes – was heißt das?

Nüchtern heißt »keine Kalorienzufuhr während mindestens 8 Stunden«. Praktischerweise wird zumeist vor dem Frühstück ein Test gemacht. Bei Erreichen oder Überschreiten dieser Grenzwerte sind weitere Untersuchungen notwendig und durch den Arzt oder die Ärztin zu beurteilen.

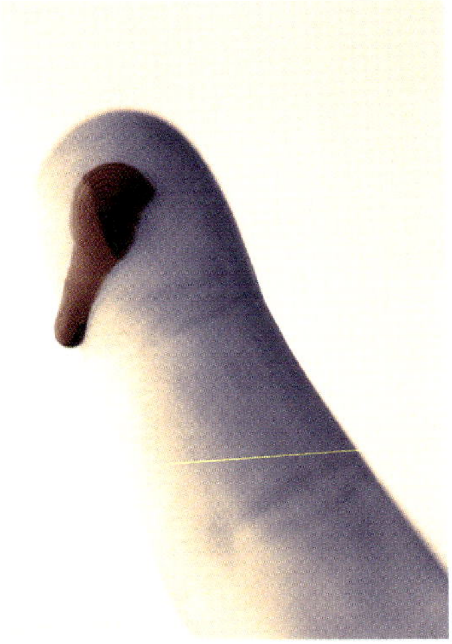

▲ Etwas Blut aus dem Finger liefert das Material für den Test.

Üblicher Test in der Arztpraxis ist die Blutzuckerbestimmung aus kapillarem Fingerblut oder Plasma irgendwann im Tagesverlauf, eine exaktere Bestimmung erfolgt aus venösem Plasma in einem medizinisch-chemischen Labor.

Der bekannte Glukosetoleranztest ist zugunsten einer einfacheren und kostengünstigeren Nüchternblutzuckerbestimmung aufgegeben worden und wird nur noch in Spezialfällen angewandt. Bei diesem Test werden 75 g Glukose verabreicht und 2 Stunden später der Blutzucker bestimmt: Liegt der Wert zu diesem Zeitpunkt in einem Bereich von 8–11 mmol/l (140–200 mg/dl), so spricht man von IGT (Impaired Glucose Tolerance), »gestörter« oder verminderter Glukosetoleranz. Liegt der Wert über 11 mmol/l (200 mg/dl), so wird die Diagnose Diabetes gestellt. Eine definitive Beurteilung erfolgt aber erst mit einer zweiten Messung an einem anderen Tag (siehe Seite 13).

Diabetes besteht, wenn der Blutzuckerwert über 11 mmol/l (200 mg/dl) liegt.

Aufgrund der Zuckerwerte entscheidet der Arzt oder die Ärztin, wie weiter vorzugehen ist. Bei nur leicht erhöhten Blutzuckerwerten bewirken eine möglichst individuell abgestimmte vollwertige Ernährung und vermehrte körperliche Bewegung bereits ein günstiges Resultat. Aufgrund mehrfacher Blutzuckerkontrollen kann entschieden werden, ob eine Behandlung mit Medikamenten notwendig ist oder nicht. Bei Übergewicht ist der Fall klar: Eine Gewichtsabnahme hat – zumindest in der Frühphase des Diabetes – große Chancen, den Diabetes ohne Tabletten oder Insulin unter Kontrolle zu bringen.

WISSEN

Blutzuckerwerte Im Auge behalten

Diese Werte sind in Ordnung
- Nüchternblutzucker im kapillaren Vollblut (Finger): 6 mmol/l (110 mg/dl)
- Nüchternblutzucker im venösen Plasma: 7 mmol/l (130 mg/dl)
- Blutzucker im Laufe des Tages im kapillaren Vollblut (Finger), unabhängig von Mahlzeiten: 8 mmol/l (140 mg/dl)

Prävention durch:
- Ernährung
- Bewegung
- Entspannung

Bei diesen Werten brauchen Sie ärztliche Behandlung
- Blutzucker im Laufe des Tages, unabhängig von Mahlzeiten: 11 mmol/l (200 mg/dl) und höher und klassische Symptome!
- Blutzucker im Laufe des Tages, unabhängig von Mahlzeiten: 11 mmol/l (200 mg/dl) und höher (an zwei unterschiedlichen Tagen gemessen)

Behandlung mit:
- Ernährung
- Bewegung
- Tabletten/Insulin?

Ziele der Typ-2-Behandlung

Trotz aller medizinischen Fortschritte kann Diabetes nicht geheilt, sondern »nur« behandelt werden. Stellen Sie sich darauf ein, dass Ihr Diabetes lebenslang und regelmäßig von Ihnen selbst sowie dem Arzt oder der Ärztin kontrolliert werden muss. Sie können durch die tägliche Kontrolle also entscheidend auf Ihre weitere Lebensqualität einwirken. Dazu müssen Sie Ihren Diabetes gut kennenlernen. Es ist ein Irrtum zu glauben, dass bei gutem Wohlbefinden ein erhöhter Blutzucker ohne Symptome harmlos ist. Mit den Informationen in diesem Ratgeber erhalten Sie die Grundlage zu einer erfolgreichen individuellen Behandlung. Im regelmäßigen Erfahrungsaustausch mit Ihrem Arzt oder Ihrer Ärztin überwachen Sie gemeinsam und kritisch Ihren Diabetes.

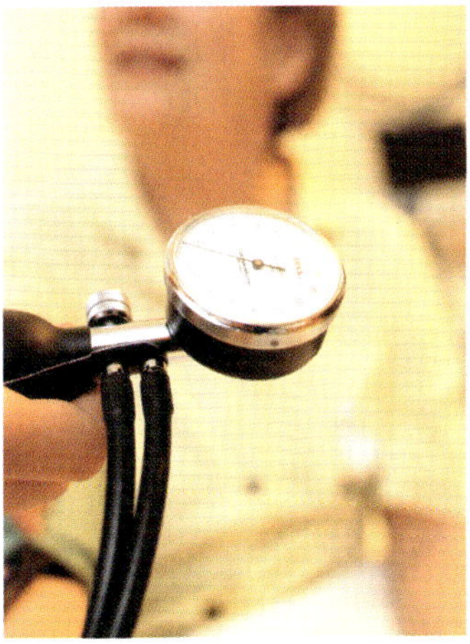

▲ Regelmäßige Kontrollen sind wichtig.

Diabetes – was heißt das?

WISSEN

Wichtigste Ziele der Typ-2-Behandlung

- Senkung des Blutzuckers
- Senkung des Blutdrucks
- Senkung der Blutfette (Cholesterin und Lipide)
- Normalisierung oder zumindest Stabilisierung des Gewichts
- Verhinderung von diabetesbedingten Langzeitfolgen

Behandlungsstrategien:

- Ernährungsanpassung und gleichzeitige körperliche Aktivität
- orale Antidiabetika (Tabletten), Blutdruck- und Blutfettsenker
- Insulin

Verstehen hilft, trotz Diabetes gut zu leben.

Die wichtigsten Ziele einer Typ-2-Behandlung sind oben aufgeführt. Im Verlauf dieses Ratgebers werden die Zusammenhänge zwischen Blutzucker, Blutdruck, Gewicht und diabetesbedingten Folgeerkrankungen ausführlich dargestellt und erläutert. Auf diese Weise lernen Sie, Ihren Diabetes zu verstehen, und können die Notwendigkeit oder Wichtigkeit so mancher Behandlung besser einschätzen.

Hauptsächlich sollte der Arzt oder die Ärztin die Behandlung durch Ernährungsanpassung favorisieren, da diese im Gegensatz zu den medikamentösen Therapien keine Nebenwirkungen hat – außer vielleicht etwas Hunger während des Abnehmens.

Übergewicht reduzieren und mehr Bewegung!

Der nichtinsulinabhängige Typ-2-Diabetes nimmt stetig zu. Mehr als 90 % aller Betroffenen entwickeln diesen Diabetestyp, bei vielen geht er einher mit Übergewicht. Eine gute Diabeteseinstellung kann das Risiko für Langzeitfolgen senken. Die Lebenserwartung von Diabetikern und Diabetikerinnen kann dann ohne Weiteres derjenigen von Gesunden gleichen. Eine gute Diabeteseinstellung sorgt außerdem für eine hohe Lebensqualität. Die Einstellung liegt vor allem in den Händen des Patienten oder der Patientin, der Arzt oder die Ärztin hat langfristig oft eine eher beratende und unterstützende Funktion.

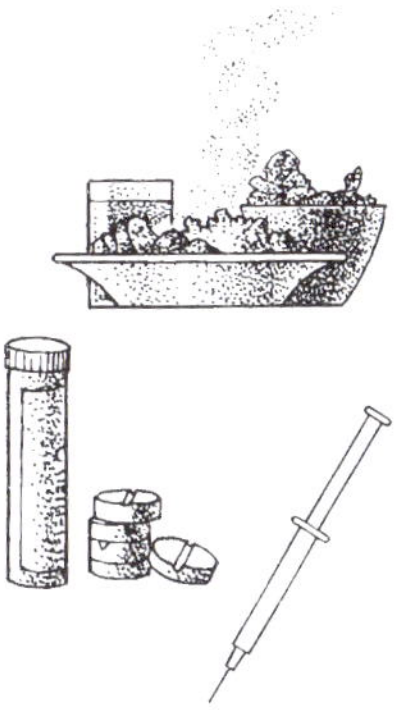

Vollwertige Ernährung, Gewichtsreduktion und regelmäßige körperliche Aktivität oder Sport helfen langfristig, Diabetes besser zu kontrollieren. Diese als »konventionell« bezeichnete Behandlungsform ist die erste Wahl. Erst wenn alle Möglichkeiten einer konventionellen Therapie mit Ernährungsanpassung ohne Erfolg ausgeschöpft wurden, muss eine medikamentöse Therapie (Tabletten/Insulin) eingeleitet werden.

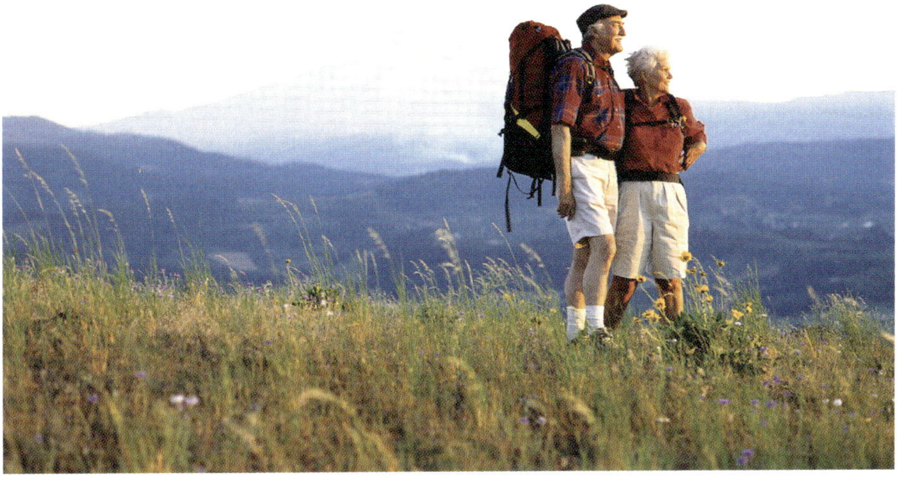

▲ Regelmäßige körperliche Aktivität führt zur Gewichtsabnahme und bildet zusammen mit der richtigen Ernährung die Therapie der Wahl bei Typ-2-Diabetes.

Diabetes in Europa

Sie sind mit Ihrem Diabetes nicht allein: Von der Gesamtbevölkerung Europas sind schätzungsweise 33 Mio. an Diabetes erkrankt.

Von diesen etwa 33 Millionen sind 10 % Typ-1-DiabetikerInnen, also Menschen, die an einem absoluten Insulinmangel leiden und unbedingt auf eine Behandlung mit Insulin angewiesen sind. Die restlichen 90 % weisen einen Typ-2-Diabetes auf, der auf verschiedene Weisen behandelt werden kann: Mit Ernährungsanpassung und Bewegung, mit Tabletten oder ebenfalls mit Insulin. Dabei ist zu beachten, dass bei Tabletten- oder Insulinbehandlung zusätzlich eine Ernährungsanpassung stattfinden muss. Die Diabeteskontrolle durch Ernährung und Bewegung wird also nicht durch Tabletten bzw. Insulin abgelöst, sondern um diese erweitert.

Diabeteshäufigkeit in Europa nach Zahlen der WHO

Diabetestyp	**Typ 1**
Anteil an DiabetikerInnen [in %]	10 %
Betroffene (Europa)	3 Mio.
Mögliche Behandlungsformen	Insulin (obligatorisch)
Unterstützende Behandlungsformen	Ernährung/Bewegung

Diabetestyp	**Typ 2**
Anteil an DiabetikerInnen [in %]	90 %
Betroffene (Europa)	30 Mio.
Mögliche Behandlungsformen	Ernährung/Bewegung allein (ca. 30 %) Tabletten (ca. 30 %) Insulin (ca. 40 %)

Das Ziel: Blutzuckersenkung!

Mit dem Essen wird dem Körper lebensnotwendige Energie in Form von Kohlenhydraten zugeführt. Nach einer Mahlzeit verdaut der Körper die Nahrung und baut z. B. die Stärke (Mehrfachzucker) zu Traubenzucker (= Glukose, Einfachzucker) ab. Die Glukose gelangt durch die Darmschleimhaut in den Blutkreislauf und wird im ganzen Körper verteilt. Die Gewebezellen nehmen Blutzucker mit Hilfe von Insulin auf und oxidieren (»verbrennen«) ihn zu Energie. In der Umgangssprache wird »Blutzucker« der Einfachheit halber »Zucker« genannt.

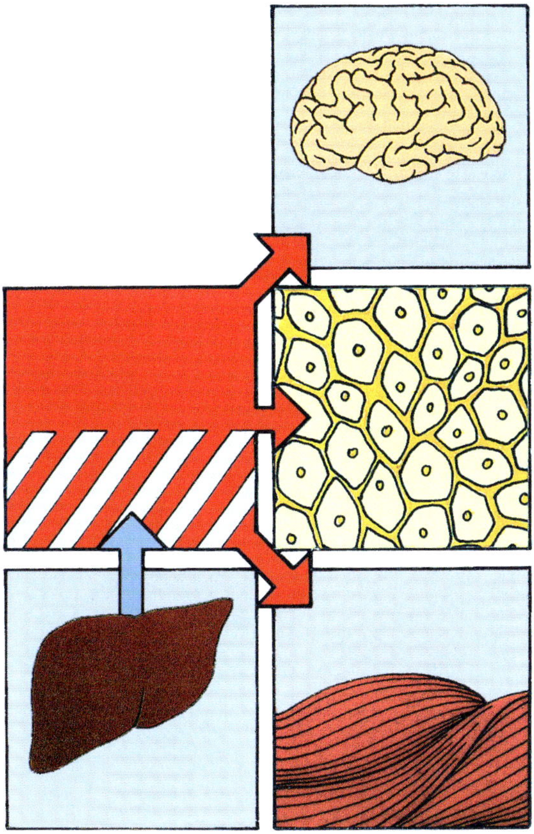

◀ Traubenzucker muss schnell ins Gehirn, ins Gewebe und in die Skelettmuskulatur transportiert werden. Herrscht Blutzuckermangel, wird der Blutzuckerspiegel schnell wieder erhöht, indem in der Leber das dort gespeicherte Glykogen zu Traubenzucker abgebaut wird.

Diabetes – was heißt das?

Die Stärke (z. B. Brot, Kartoffeln, Spagetti) sowie die einfachen und zweifachen Zucker werden als Kohlenhydrate (biochemisch: Kohlenwasserstoffe) bezeichnet. In der Nahrung findet sich ein buntes Gemisch von verschiedenen Zuckern und Zuckerarten.

- Einfachzucker: Glukose, Fruktose, Galaktose
- Zweifachzucker: Saccharose (Kristallzucker = Glukose + Fruktose), Laktose (Milchzucker = Glukose + Galaktose), Maltose (Malzzucker = Glukose + Glukose)
- Mehrfachzucker: Stärke

Insulin reguliert den Blutzucker

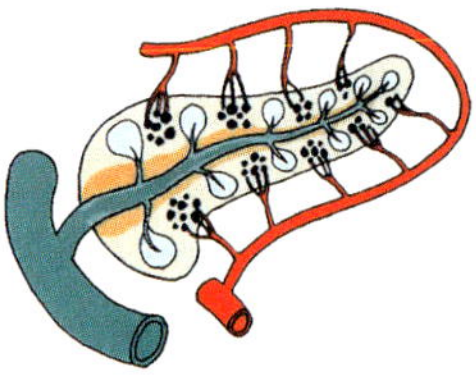

▲ Die zwei Systeme der Bauchspeicheldrüse.

Insulin wird in den Beta-Zellen der Bauchspeicheldrüse gebildet. Die Bauchspeicheldrüse (Pankreas) liegt hinter dem Magen, dicht an der Wirbelsäule. Erhöhter Blutzucker, z. B. nach einer Mahlzeit, ist das Signal für die Beta-Zellen, Insulin freizusetzen. Es gelangt in die Blutbahn und über die Leber in den allgemeinen Blutkreislauf. Die Steuerung des Blutzuckergleichgewichts erfolgt über ein Regulationssystem von verschiedenen Hormonen und Nerven.

Die Bauchspeicheldrüse hat ein zweites Zellensystem, in dem Enzyme gebildet und durch den Pankreasgang in den Darm

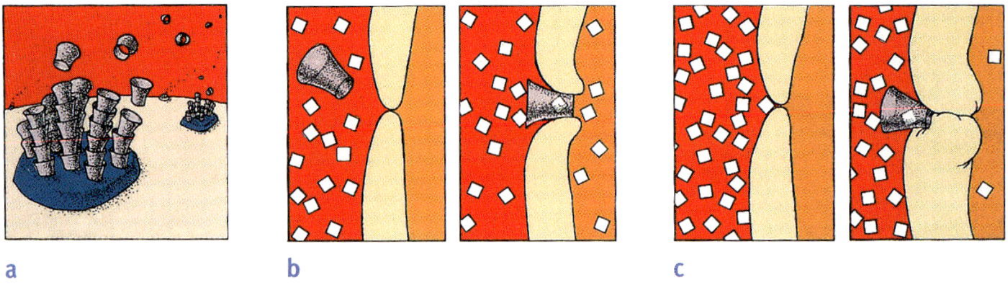

▲ **a** Die Beta-Zellen der Bauchspeicheldrüse geben Insulin in den Blutkreislauf ab. **b** Beim Gesunden kann das Insulinmolekül am Insulinrezeptor der Zelle andocken und so den Zucker ins Zellinnere schleusen. **c** Beim Diabetiker ist diese »Eintrittspforte« ungenügend passierbar, sodass wenig bis kein Zucker ins Zellinnere gelangt (= Insulinresistenz).

WISSEN

Zucker- und Fettstoffwechsel hängen zusammen

- Insulin wird in der Bauchspeicheldrüse gebildet. Es transportiert Glukose (Blutzucker) in die Zellen zur Energiebildung oder speichert sie als Stärke in der Leber und Muskulatur.
- Ein Absinken des Blutzuckers (Fasten, Medikamente) bewirkt einen Abbau der Stärkereserven.
- Eine Erhöhung des Blutzuckers stimuliert bei Gesunden sowie bei Typ-2-DiabetikerInnen (nicht bei Typ 1!) die Insulinfreisetzung.
- Insulin baut Fettsäuren zu Körperfett um. Zu viel Insulin (insbesondere Humaninsulin) führt zu Übergewicht.
- Blutzucker aus Kohlenhydraten wird voll verbrannt, besonders bei körperlicher Aktivität. Es entsteht Energie, Kohlensäure (CO_2) und Wasser. Ein Zuckerüberschuss wird z. B. als Leberstärke oder in der Muskulatur und den Nieren gespeichert.
- Fette und Öle aus der Nahrung gelangen direkt ins Fettgewebe und vergrößern die Fettmasse: Jedes Gramm Nahrungsfett bildet ein Gramm Körperfett. Dieses wird erst zur Energiebildung verwendet, wenn die Stärkedepots im Körper abgebaut werden.

abgegeben werden. Dort bauen sie Kohlenhydrate zu Zucker und Zuckerarten, Fett zu Fettsäuren und tierische sowie pflanzliche Eiweiße zu Aminosäuren ab. Pankreasentzündungen können den Abbau von Stärke, Fett und Eiweiß im Dünndarm erheblich reduzieren. Mit Enzympräparaten kann dies verbessert werden.

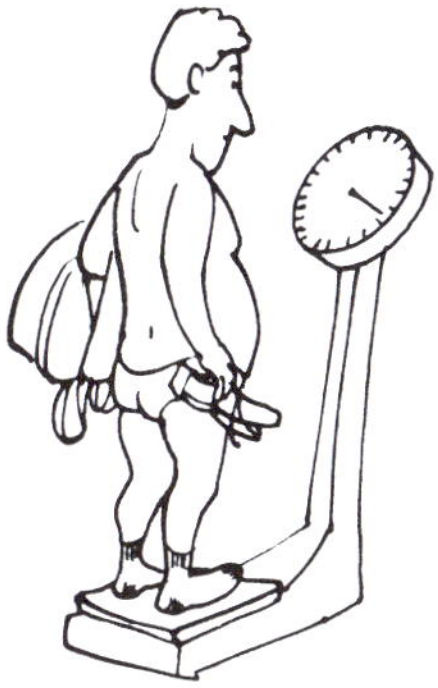

▲ Gewichtsanstieg bei Insulinbehandlung im Auge behalten!

Insulin unterstützt den Blutzuckertransport in die Körperzellen, z. B. in die Muskelfasern zur Energiebildung, in die Leber und Muskulatur als Stärkereserve oder in die Fettzellen als Reservefett. Ins Gehirn gelangt Glukose direkt ohne Hilfe von Insulin (120 g Glukose/Tag).

Nach einer kohlenhydrathaltigen Mahlzeit steigt der Blutzucker rasch an. Das daraufhin stimulierte Insulin – körpereigenes oder unter die Haut gespritztes – senkt den Blutzucker. Die Fettsäuren aus der Nahrung werden in den Fettzellen mit Hilfe von – körpereigenem oder gespritztem – Insulin zu Fett aufgebaut.

Diabetes – was heißt das?

Zu hoher Blutzucker hat kurz- und langfristig gefährliche Folgen.

Warum ist eine Blutzuckersenkung so wichtig?

Ein erhöhter Blutzucker kann unangenehme bis gefährliche Auswirkungen haben: Häufiges Wasserlassen, quälender Durst, Schwäche, Müdigkeit, Konzentrations-, Koordinations- und Sehstörungen. Bei sehr hohem Blutzucker kann es zu Bewusstseinsstörungen und Bewusstlosigkeit kommen. In der Folge führt dies zu einem diabetischen Koma mit Ketoazidose (= Blutübersäuerung mit Ketonkörpern), das tödlich enden kann.

WISSEN

Blutzuckerziele bei Typ-2-Diabetes

- Vor dem Frühstück:
  5–8 mmol/l bzw. 90–140 mg/dl
- 2 Stunden nach einer Mahlzeit:
  8–10 mmol/l bzw. 140–180 mg/dl
- Grundsätzlich:
  nicht über 10 mmol/l bzw. 180 mg/dl!

Langfristige Folge eines ständig erhöhten Blutzuckers sind Schädigungen an den Gefäßen vor allem der Augen, Nieren und Nerven sowie der Herzkranzgefäße und der Hirn- und Beinarterien. Eine möglichst gute Regulierung des Blutzuckers bei Diabetes kann daher langfristig Gesundheitsschäden verhindern oder zumindest verzögern.

Gelingt es, erhöhten Blutzucker in den Normalbereich zurückzubewegen, steigen nicht nur Wohlbefinden sowie körperliche und geistige Leistungsfähigkeit, sondern es können auch Langzeitfolgen verhindert oder vermindert werden.

Im höheren Alter können die Anforderungen an die Blutzuckerziele – abhängig von den individuell mitbestimmenden Lebensumständen – toleranter gehandhabt werden. In Absprache mit dem Arzt oder der Ärztin kann etwa eine stabile Diabeteskontrolle mit dem Vermeiden zu hoher und zu tiefer Werte als Langzeitziel festgelegt werden.

Diabetesbehandlung: Alle Möglichkeiten ausschöpfen

Erste und wichtigste Säule zur Behandlung Ihres Typ-2-Diabetes ist vollwertige Ernährung mit den »richtigen« Kohlenhydraten, die möglichst langsam den Blutzucker erhöhen. Zuerst sollte immer eine Periode ohne Medikamente, mit vollwertiger Ernährung und vermehrter und gezielter Bewegung eingeleitet werden.

Erst wenn es mit diesen Maßnahmen innerhalb von 6 bis 12 Wochen nicht gelingt, die Blutzuckerwerte zu senken, sollten Medikamente eingesetzt werden. Sind die Werte jedoch

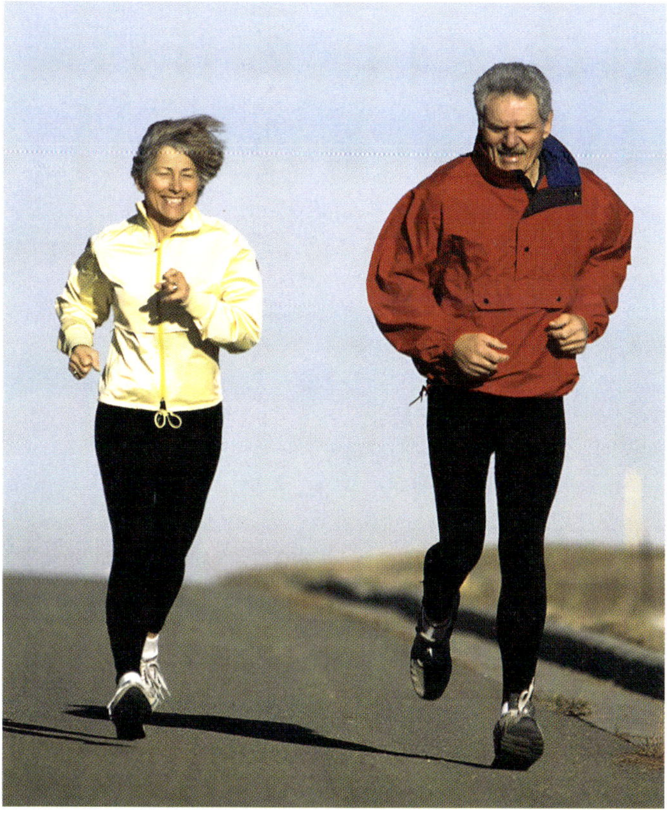

◀ An erster Stelle stehen diabetesgerechte Ernährung und regelmäßige körperliche Aktivität.

Diabetes – was heißt das?

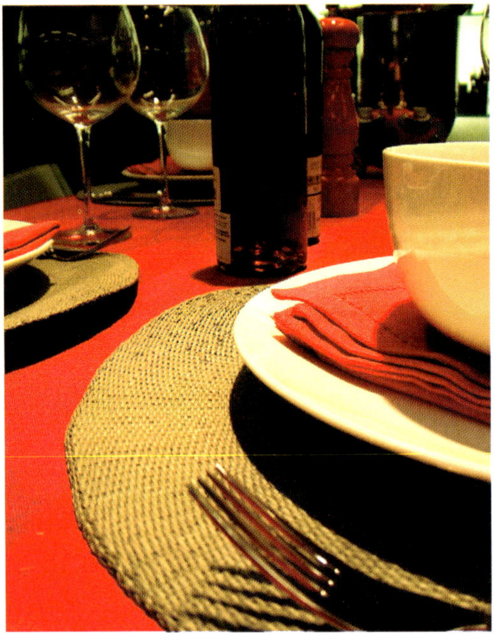

▲ Ist der Blutzucker nicht nur nach dem Essen, sondern dauerhaft erhöht, besteht Behandlungsbedarf.

über ganze Tagesabschnitte erhöht (über 10 mmol/l oder 180 mg/dl) kann dies der Fall sein. Der Nüchternblutzuckerwert, dem oft ein hoher Stellenwert beigemessen wird, ist zwar aussagekräftig, sollte aber nie isoliert betrachtet werden. Man muss immer den ganzen Tagesverlauf im Auge haben: Ungefähr die Hälfte aller erhöhten Werte treten nach dem Essen (postprandial) auf.

Vor der Entscheidung, blutzuckersenkende Medikamente einzusetzen, ist es notwendig, den Langzeitblutzucker mit der HbA_1c-Methode zu bestimmen: Der prozentuale Anteil von HbA_1c am Gesamthämoglobin ist umso höher, je höher der Blutzuckerspiegel ist (siehe auch Seite 131). Mit diesem Test kann der Arzt die Stoffwechsellage der letzten 4–6 Wochen beurteilen.

Lassen Sie sich von Ihrem Arzt oder Ihrer Ärztin über die Vor- und Nachteile einer Behandlung mit blutzuckersenkenden Tabletten oder Insulin informieren. Ziel der Tablettenbehandlung ist, mit einem Minimum einer Substanz im Bereich des anzustrebenden Blutzuckerziels zu liegen. Unter Umständen ist dann später auch ein Auslassversuch möglich. Eine Blutzuckersenkung kann auch durch eine Reduktion des Kohlenhydratanteils von (empfohlenen) 50 % auf etwa 25 % über einen Zeitraum von 6–8 Wochen versucht werden. Diese Möglichkeit sollte vor der Entscheidung für Insulin auf jeden Fall ausgenutzt werden.

Blutzuckerwerte regelmäßig über 10 mmol/l = 180 mg/dl trotz kohlenhydratarmer Ernährung und Behandlung mit Tabletten erfordern jedoch auf die Dauer Insulin!

Diabetes erfordert eine lebenslange Kontrolle; es kommt jedoch auch vor, dass die blutzuckersenkenden Tabletten oder das Insulin reduziert und zumindest zeitweise unter Blutzucker- und HbA_1c-Kontrolle wieder abgesetzt werden können. Beim Typ-1-Diabetes dagegen ist eine Insulintherapie lebensnotwendig und kann daher nicht ausgesetzt werden.

WISSEN

Diabetesbehandlung: Wann und wie?

- **Wann muss Diabetes behandelt werden?**
  Sobald die Diagnose »Diabetes« feststeht.

- **Warum muss Diabetes behandelt werden?**
  Hoher Blutzucker über längere Zeit heißt erhöhtes Risiko für Langzeitfolgen: z. B. Arteriosklerose der Herzkranzarterien mit oder ohne Angina pectoris, Hirnschlag, »diabetischer Fuß« mit Nerven- und Durchblutungsstörungen, Schädigung der Augen (Netzhautblutungen), der Nieren oder des Nervensystems.

- **Wie muss Diabetes Typ 2 behandelt werden?**
  a) Gezielte Ernährungsanpassung: mehr »langsame« Kohlenhydrate, weniger Fett, mehr Bewegung, weniger Eiweiß, wenig Alkohol
  b) Übersteigt der Blutzucker über längere Zeit 10 mmol/l = 180 mg/dl oder treten Folgeerscheinungen des Diabetes auf, folgt eine Phase mit Tablettenbehandlung.
  c) Wenn diese den Blutzucker nicht annähernd normalisieren, muss Insulin eingesetzt werden – besser früher als später. Ein Versuch, die Tabletten- oder Insulinbehandlung auszusetzen, kann später unter ärztlicher Aufsicht unternommen werden.

Bewegung senkt den Blutzucker

Regelmäßige Bewegung senkt langfristig den Blutzucker bei Typ-2-Diabetes. Dies ist seit langem bekannt und von der Wissenschaft bestätigt. Bewegung, z. B. 1/2 bis 1 Stunde am besten täglich oder mehrmals wöchentlich, verstärkt die Wirkung des körpereigenen Insulins und senkt den Blutzucker. Im Frühstadium des Diabetes können Sie so eine Tabletten- oder Insulinbehandlung hinausschieben oder eventuell ganz vermeiden.

Man kann durch Bewegung sogar dem Diabetes vorbeugen, beispielsweise durch schnelles, forsches Gehen, sog. »brisk walking«. Dabei kommt es nicht allein auf die Regelmäßigkeit an, mit der man »brisk walking« betreibt, sondern auch auf die Intensität: Wer mit einer Geschwindigkeit von 5 km/h oder mehr geht, reduziert sein Risiko stärker als jemand, der »nur« 3 km/h oder weniger schafft.

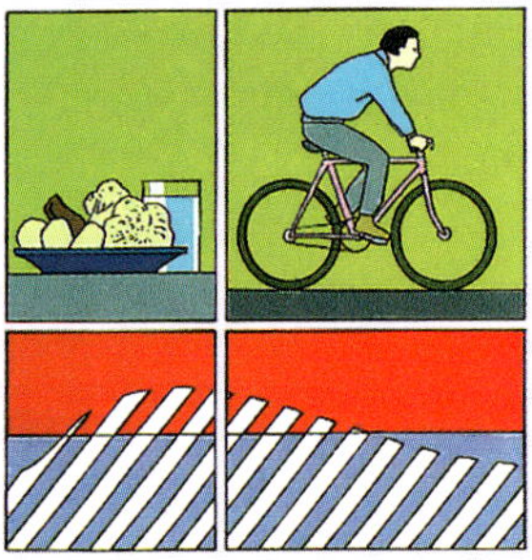

▲ Körperliche Aktivität nach dem Essen wirkt einem zu starken Blutzuckeranstieg entgegen: »Nach dem Essen nicht ruhn, sondern 1000 Schritte tun!«

Bewegung bringt Ihnen nur Vorteile

Die Skelettmuskulatur ist der wichtigste Aufnahmeort für Traubenzucker im menschlichen Körper: 30 % der über die Nahrung aufgenommenen Kohlenhydrate werden dort als Muskelglykogen gespeichert und für alle Arten von Bewegungen »verbraucht«. Regelmäßige Muskeltätigkeit senkt außerdem Blutfette und Cholesterin, die Risikofaktoren für Herz-Kreislauf-Krankheiten. Körperliche Aktivität hat auf Dauer einen günstigen Einfluss auf erhöhten Blutdruck und verbessert die Herzleistung (Trainingseffekt).

- Bewegung verbraucht Kalorien → Gewichtsreduktion.
- Bewegung verbessert die Wirkung von körpereigenem und gespritztem Insulin → Blutzuckersenkung.
- Bewegung vermindert die Risikofaktoren für Herz-Kreislauf-Erkrankungen → günstig für Blutfette und Blutdruck.
- Bewegung entspannt → psychisches Gleichgewicht.

Deshalb: Entwickeln Sie eine möglichst regelmäßige und abwechslungsreiche körperliche Aktivität. Einige Beispiele sind:

- Haus- und Gartenarbeit
- Gehen Sie mehr zu Fuß, z. B. zum Einkaufen oder zum Arbeitsort
- Spaziergänge und Wanderungen
- Gymnastik, Turnen, Tanzen, Spielen
- Rad fahren, Schwimmen, Joggen, Ski fahren, Marathon, Tennis

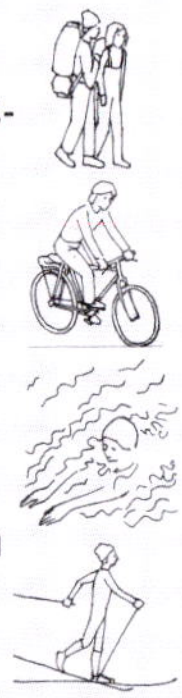

Langsam beginnen!

Wenn Sie sich bisher wenig oder gar nicht aktiv bewegten, beginnen Sie Ihre körperliche Aktivität nicht von einem Tag auf den anderen, sondern gewöhnen Sie Ihren Körper allmählich daran. Besonders günstig für stark Übergewichtige sind Rad fahren, Schwimmen oder »Aqua-Jogging« (schnelles Gehen am Ort im Wasser), da hier eine geringere Belastung durch das Körpergewicht erfolgt.

Ausdauernde, ungewohnte oder anstrengende körperliche Aktivität kann den Blutzucker nicht nur unter Insulin-, sondern auch unter Tablettenbehandlung unerwartet zu tief abfallen lassen (Hypoglykämie). Dies äußert sich als plötzliche Muskelschwäche, Schwitzen, Seh- und Konzent-

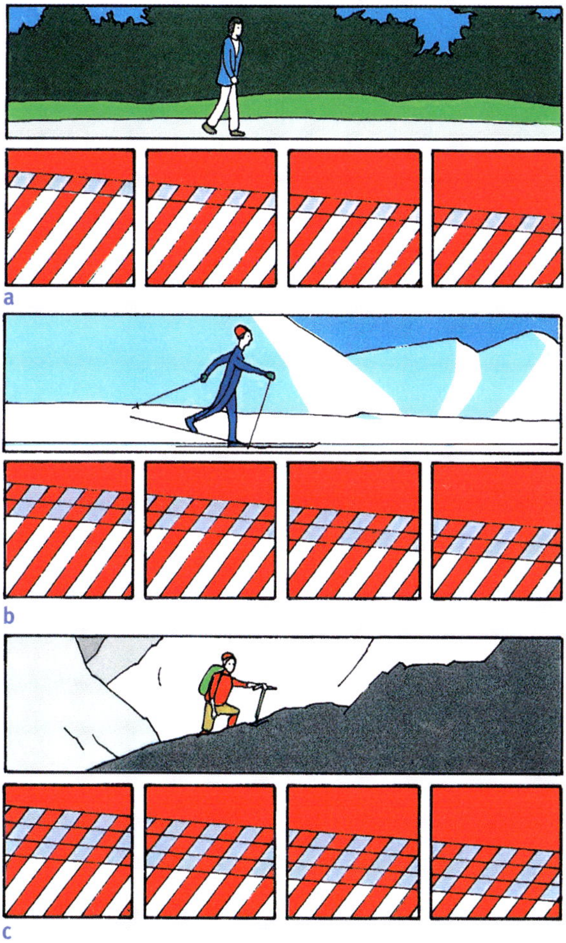

◀ Bei körperlicher Aktivität fällt der Blutzuckerspiegel ab. Deshalb muss bei zunehmender körperlicher Belastung zusätzliche Energie durch Kohlenhydrate zugeführt werden (Brot- oder Obstwerte, siehe Seite 75):

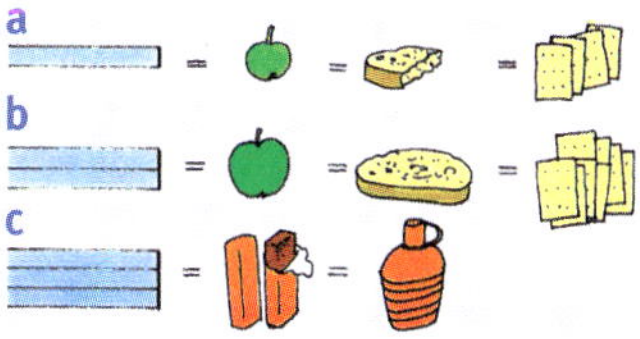

rationsstörungen (vgl. Seite 133). Ein Armband oder eine Halskette mit dem Hinweis auf Diabetes empfiehlt sich vor allem bei sportlich aktiven DiabetikerInnen. Bei einer schweren Hypoglykämie verhilft dies zu einer zweckmäßigen und raschen Hilfeleistung durch Dritte.

Bitte beachten!

Insulin und blutzuckersenkende Tabletten müssen vor sportlichen Leistungen reduziert und zusätzliche Kohlenhydrate regelmäßig (stündlich) genommen werden. Die Reduktion ist abhängig vom Trainingszustand, von der Intensität und Dauer der Belastung sowie vom aktuellen Blutzucker. Die Reduktion der Medikamentendosis muss unter häufigen Blutzuckerkontrollen individuell »ausprobiert« werden, z. B. 30–50 % weniger Insulin; Tabletten eventuell weglassen.

Bei medikamentös behandeltem Bluthochdruck sowie bei Augen- oder Nierenkomplikationen soll länger andauernde und anstrengende körperliche Tätigkeit nur nach ärztlicher Beratung erfolgen. Unter Belastung steigt der Blutdruck an – auch auf dem Hometrainer. Bei Gesunden normalisiert er sich in der Folge rasch, bei PatientInnen mit Bluthochdruck sollte der Blutdruck im Anschluss an die Belastung selbstständig kontrolliert werden.

Wenn die Füße Gefühlsstörungen aufweisen (Seite 45), müssen Sie Sport- und Wanderschuhe besonders sorgfältig auswählen, um gefährliche Druckstellen zu vermeiden. Diese entstehen beispielsweise bei einer Reibung zwischen Schuh und Fuß: Durch einen Scheuereffekt kann es – besonders beim Abwärtsgehen in zu großen Schuhen – zu Blasen kommen. Auch die Strümpfe müssen sorgfältig ausgewählt werden, damit sie keine Falten bilden und damit ebenfalls Blasen verursachen. Bei fortgeschrittenen Nervenstörungen in den Füßen ist Schwimmen oder Rad fahren vorzuziehen.

Oftmals ist man in den Ferien aktiver als im Alltag: Man macht lange Wanderungen oder Spaziergänge, anstrengende Stadtbesichtigungen oder fährt mit dem Rad. Dies kann sich ganz erheblich auf den Blutzuckerverlauf auswirken, sodass Sie eventuell in Absprache mit Ihrem Arzt oder Ihrer Ärztin die Dosis der Medikamente reduzieren sollten.

Auf einen Blick

- Körperliche Anstrengung kann den Blutdruck schnell und hoch ansteigen lassen.
- Größte »Gefahr« von körperlicher Aktivität ist unter einer Insulin- oder Tablettenbehandlung die Hypoglykämie. Reduzieren Sie Ihre Dosis vor der körperlichen Anstrengung und/oder essen Sie zusätzliche Kohlenhydrate.
- Achten Sie beim Sport auf Ihre Füße und tragen Sie ausschließlich gute, bequeme Schuhe und Socken. Kommt es zu Blasen oder Verletzungen, suchen Sie umgehend Ihren Arzt oder Ihre Ärztin auf.
- Berücksichtigen Sie erhöhte Aktivität während der Ferien und besprechen Sie vorher mit Ihrem Arzt oder Ihrer Ärztin eine eventuelle Reduktion der Medikamente.

Verhinderung von Langzeitfolgen

Das Fernziel einer sorgfältigen persönlichen Diabetesbehandlung ist die Verhinderung von Langzeitfolgen an:

- Mikroarterien: Augen (Retinopathie), Nieren (Nephropathie)
- Makroarterien: Herz, Gehirn, untere Extremitäten (v. a. Füße)
- Nervensystem: Neuropathie.

▼ Die vier Zielorgane: Herz, Augen, Nieren und Füße

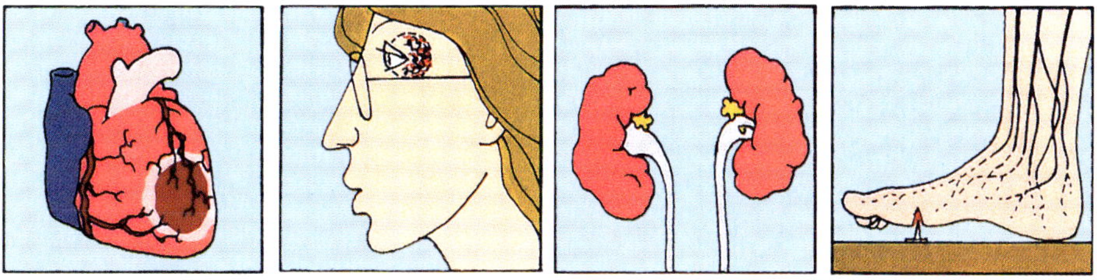

Tückisch an diesen diabetesbedingten Langzeitfolgen ist, dass sie anfangs unbemerkt, d. h. meist schmerzfrei, verlaufen. Daher muss Diabetes behandelt werden, *bevor* Sie sich krank fühlen. Denn bis die Langzeitfolgen in Erscheinung treten oder erkannt werden, kann es zehn bis zwanzig Jahre dauern.

Die Ursache der Langzeitfolgen ist noch nicht restlos geklärt. Sicher ist aber, dass ein über Jahre erhöhter Blutzucker, z. B. HbA_1c von 8 % und höher, Veränderungen an den Blutgefäßen und Nerven verursachen kann. Nur vorübergehend erhöhte Blutzuckerwerte bei HbA_1c-Werten von unter 8 % haben geringere Auswirkungen auf die kleinen Blutadern (Augen, Nieren) und möglicherweise die großen Blutgefäße (Beine, Herz, Hirn) sowie das Nervensystem.

Info

Veränderungen an Augen, Nieren, Herz und Nerven sind nicht selten die ersten Zeichen eines seit langem bestehenden, symptomlosen Diabetes mit erhöhtem Blutzucker.

Ein frühzeitiges Erkennen des Diabetes und die entsprechende Behandlung mit dem Ziel eines möglichst guten Blutzuckerspiegels kann Langzeitfolgen vorbeugen.

Diabetes – was heißt das?

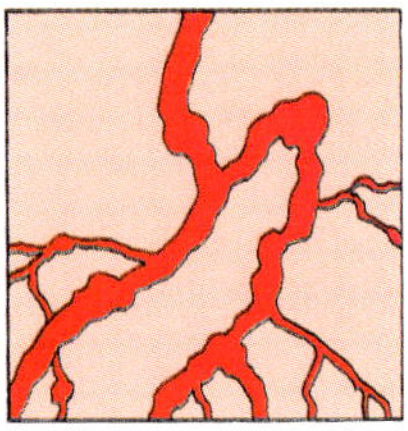

▲ Arteriosklerose: größere Gefäße (Arterien) mit Aussackungen, Gerinnseln (Thrombosen) und Verstopfungen.

Herz: Infarktrisiko verringern

Diabetes gehört zu den Hauptrisikofaktoren für die Entstehung von Herz-Kreislauf-Erkrankungen. Häufig wird er durch zusätzliche Risikofaktoren begleitet: Übergewicht, erhöhte Blutfettwerte und Bluthochdruck. Rauchen, Stress und ein erhöhter Cholesterinspiegel sind zusätzliche Gefahren, die beseitigt werden müssen.

Wenn Fett- und Cholesterindepots die Arterien verengen (Arteriosklerose der Herzkranzgefäße), spricht man – auch bei einem Fehlen von Herzschmerzen (Angina pectoris) – von koronarer Herzkrankheit. Bei zunehmender Verengung kann die Durchblutung des Herzmuskels so schwach werden, dass ein Herzinfarkt auftritt. Diabetes kann den Krankheitsprozess der Arteriosklerose (vorzeitiges Altern der Arterien) beschleunigen, sodass es in den Herzkranzgefäßen von DiabetikerInnen früher und ausgeprägter zur so genannten Arterienverkalkung kommt. Im Vergleich zu NichtdiabetikerInnen haben DiabetikerInnen ein fünffach erhöhtes Herzinfarktrisiko. Dreifach erhöht ist zudem das Risiko eines Hirnschlages.

Ein erhöhtes Risiko haben Frauen mit Diabetes nach der Menopause. Bei ihnen entfällt der »Schutz« vor Herz-Kreislauf-Krankheiten, über den sie normalerweise bis zur Menopause durch körpereigene Sexualhormone verfügen. Es ist erwiesen, dass Frauen ab 50 Jahren mit Diabetes im Vergleich zu Männern um ein Mehrfaches gefährdet sind, einen tödlich verlaufenden Infarkt oder einen Hirnschlag zu erleiden.

WISSEN

Risikofaktoren für Herz-Kreislauf-Krankheiten

- Andauernd überhöhter Blutzucker
- Bewegungsarmut
- Zu hohe Blutfette
- Alltagsstress
- Zu hoher Blutdruck
- Rauchen
- Übergewicht
- Falsche Ernährung

Zur Vorbeugung eines Herzinfarkts sollen möglichst viele Risikofaktoren eliminiert werden. Ausgewogene Ernährung und regelmäßige Bewegung sind effiziente Mittel zur Vorbeugung.

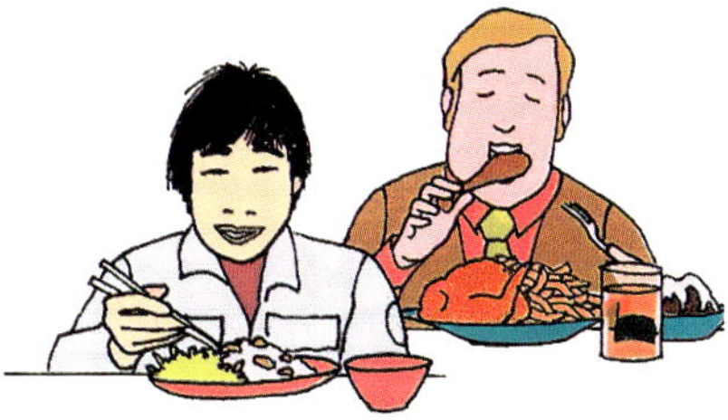

Seit mehreren Jahren wird Aspirin zur Verhütung von Herz- und Hirnschlag empfohlen: Günstig ist eine tägliche kleine Dosis von 80–100 mg. Höhere Dosen können v. a. im Zusammenhang mit erhöhtem Blutdruck das Risiko für eine Hirnblutung erhöhen.

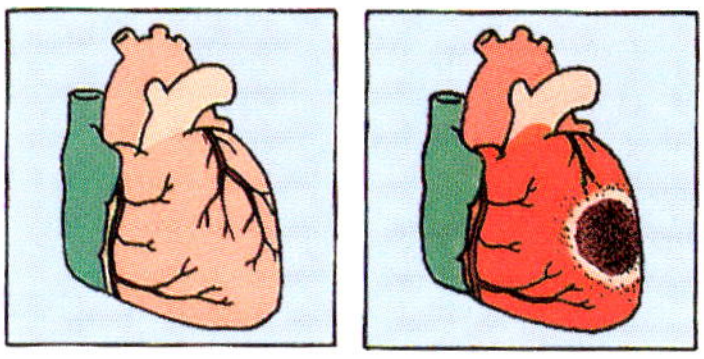

▲ Asiatische Kost (Fisch, Reis) verringert das Infarktrisiko deutlich!

Augen: Diabetische Retinopathie vermeiden

Nach mehrjähriger Diabetesdauer verändern sich die kleinsten Blutgefäße in vielen Organen, so auch in der Netzhaut (Retina): die so genannte diabetische Retinopathie. Eine milde bis mäßige Retinopathie tritt nach 20 Jahren Diabetes bei ca. 80 % aller

Ausprägungen der Retinopathie

Grad der Retinopathie	Zeichen	Sehschärfe
Mild bis mäßig (80 % nach 20 Jahren Diabetes)	Mikroaneurysmen (kapillare Ausbuchtungen), Mikroblutungen und kleine gelbe Herde	Kaum beeinträchtigt
Ausgeprägt	Mittlere bis große Blutungsherde und Exsudate (fettähnliche Ablagerungen)	Beeinträchtigt
Fortgeschritten (proliferativ)	Wiederholte Blutungen, zum Teil in den Glaskörper, und Gefäßwucherungen (Proliferationen)	Stark beeinträchtigt

Augennetzhaut ▶ (Retina): Bei Diabetes kann es zu Blutungen und fettähnlichen Ablagerungen kommen.

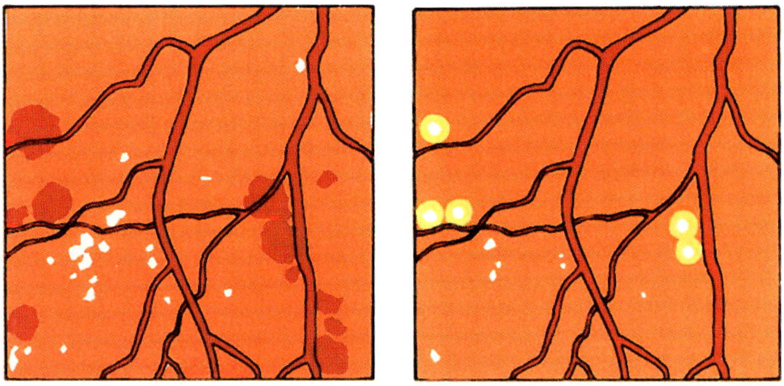

DiabetikerInnen auf. Ihre Entstehung beruht auf einer seit langem andauernden Erhöhung des Blutzuckers (Hyperglykämie) und des Blutdrucks (Hypertonie).

Bei Diabetes treten der graue Star (Katarakt) und der grüne Star (Glaukom = erhöhter Augendruck) häufiger auf. Katarakte können heute durch einen Lasereingriff mit Linsenersatz erfolgreich und ohne Starbrille behandelt werden. Der erhöhte Augendruck kann über längere Zeit mit Augentropfen oder durch einen Lasereingriff, der einen Abflusskanal für die Flüssigkeit schafft, gesenkt werden.

Es gibt keine mit Sicherheit erfolgreiche medikamentöse Behandlung der Retinopathie. Entscheidend ist die Früherfassung, begleitet von einer Intensivierung der blutzucker- und blutdrucksenkenden Maßnahmen mit Insulin, Tabletten und Ernährung. Die Laserbehandlung hat große Fortschritte gebracht.

Verschwommenes oder unscharfes Sehen kann auch zeitweilig bei hohen Blutzuckerwerten (Hyperglykämie) auftreten: Enthält die Linse vermehrt zuckerhaltige Flüssigkeit, so wird deren Brechkraft und damit der Fokus verändert. Diese Sehstörungen

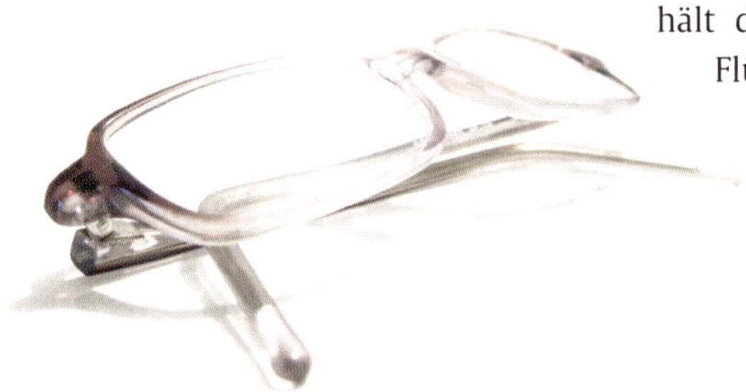

WISSEN

So werden Augenschäden verhindert

- Die wichtigste Vorbeugung der diabetischen Retinopathie ist die sorgfältige Blutzuckereinstellung und Blutdrucksenkung (auch bei nur geringfügig erhöhtem Blutdruck).
- Einmal jährlich ist bei allen DiabetikerInnen eine Untersuchung des Augenhintergrunds bei erweiterten Pupillen angezeigt.
- Sofortige augenärztliche Kontrolle ist angezeigt bei Verschwommensehen, das länger als einen Tag anhält, plötzlichem Abfall der Sehschärfe oder Auftreten von schwarzen Flecken, Linien und Blitzen im Gesichtsfeld.

verschwinden bei einer Blutzuckernormalisierung nach einigen Tagen wieder. Auch eine Hypoglykämie kann sich in Nahsichtstörungen bemerkbar machen: Sie können nicht mehr richtig lesen, die Brille scheint nicht mehr zu passen. Charakteristisch in der Einstellungsphase mit Insulin sind erhebliche Schwankungen der Sehschärfe, z. B. in Form einer vorübergehenden Kurzsichtigkeit. Daher ist es ratsam, während dieser Zeit auf das Autofahren zu verzichten. Eine Gläseranpassung sollte erst nach der Diabetesstabilisierung vorgenommen werden.

hypo = tief, glyk = Glukose (Zucker), ämie = Blut

Nieren: Blutdruck senken

Die Nieren filtrieren Eiweiß-Abbauprodukte (z. B. Kreatinin, Harnstoff, Harnsäure) aus dem Blut, scheiden sie im Harn aus und regulieren den Salz- und Flüssigkeitshaushalt des Körpers.

Bei DiabetikerInnen treten vermehrt spezifische Veränderungen der Nieren mit »Verstopfungen« im Filter- und Zirkulationssystem (diabetische Nephropathie) auf. Daher sollte ein-

WISSEN

Zeichen einer Nierenschädigung

- Gewebeschwellungen (Ödeme), auch im Gesicht
- Wiederholte Eiweißausscheidung im Urin
- Anstieg des Blutdrucks auf über 140/85 mmHg
- Nierenbeckenentzündungen

Diabetes – was heißt das?

Grenzwerte für Mikroalbumin im Urin*

Mikroalbumin im Urin	Nachturin Mikrogramm/Minute
Normal	unter 20
Mikroalbuminurie	20–200 (beginnende Nephropathie)
Klinische Albuminurie	über 200 (klinische Nephropathie)

*Empfehlungen der American Diabetes Association, 2004

mal jährlich eine Routineuntersuchung der Nieren erfolgen. In der Praxis ist eine Untersuchung des Harns auf Mikroalbumin die Methode der Wahl (am besten Morgenurin).

WISSEN

Vorbeugung einer Nierenschädigung

- Blutdrucksenkung auf 130/80 mmHg
- Gute Diabeteskontrolle (HbA_1c 7–8 %), eventuell mit 3- bis 4-mal täglich Insulin
- Gewichtskontrolle

Bei einer beginnenden diabetischen Nephropathie kann eine salzarme und eiweißreduzierte Ernährung die Nierenfunktion erhalten und schützen. Auch eine intensive Insulinbehandlung mit HbA_1c-Werten im Bereich von 7 % zusammen mit einer Blutdrucksenkung auf 130/85 mmHg oder weniger kann einen günstigen Einfluss auf den Verlauf einer Nephropathie ausüben. Aus diesem Grund werden bei Diabetes schon leicht erhöhte Blutdruckwerte mit Medikamenten behandelt (siehe Seite 50). Auch eine Nierenbeckenentzündung (Pyelonephritis) muss mit Antibiotika behandelt werden.

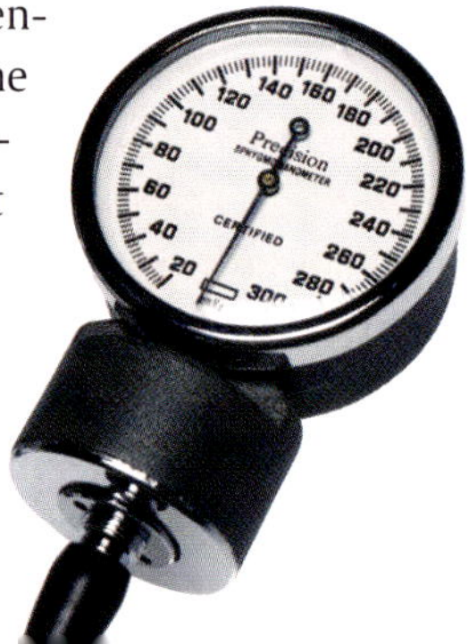

Besteht der Verdacht auf anhaltende Nierenschäden, so muss in jedem Fall ein Nierenspezialist (Nephrologe) hinzugezogen werden. Er stellt die genaue Diagnose und legt die Behandlung mit den Schwerpunkten Blutzucker- und Blutdrucksenkung sowie Ernährung fest.

Info

Bei verminderter Nierenfunktion wird Insulin langsamer abgebaut. Dies kann zu häufigeren Hypoglykämien führen. Die Insulindosen müssen daher unter vermehrten Blutzuckerkontrollen reduziert werden.

Füße: Dem »diabetischen Fuß« vorbeugen

Lange Jahre mit zu hohen Blutzuckerwerten schaden den Nerven in den Füßen: Nervenstörungen, die diabetische Neuropathie, im unteren Drittel der Unterschenkel und in den Füßen sind bei Diabetes charakteristisch.

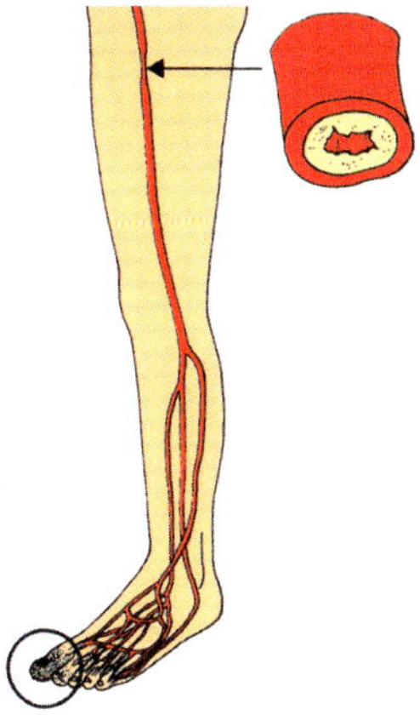

▲ Durchblutungsstörungen erhöhen das Verletzungs- und das Infektionsrisiko.

Durchblutungsstörungen infolge häufiger Arteriosklerose der kleinen Fuß- sowie der großen Beinarterien, vor allem in Verbindung mit einer Infektion sind ein großes Risiko für den so genannten »diabetischen Fuß«. Aufgrund der Durchblutungsstörungen bleiben die Füße auch bei warmer Umgebung kühl oder kalt. Die diabetische Neuropathie führt zu Taubheit der Fußsohle, was sich in einem unangenehmen Elektrisiergefühl oder einem Gefühl »als ginge man auf Karton« äußert. Als Folge können an den Fußsohlen druckbedingte geschwürähnliche offene Wunden auftreten.

Zu enge, zu spitze und schlecht angepasste Schuhe sind ein wesentlicher Risikofaktor für die Entwicklung von Druckstellen mit einem schlecht heilenden Fußsohlen- oder Zehengeschwür (Mal perforans). Meist beginnt es mit einer Blasenbildung in der verdickten Hornhaut, gefolgt von einer Infektion in der Tiefe. Diese kann bis ins Fußskelett vordringen und einen Weichteil- oder Knochenabszess (Osteomyelitis) verursachen. In dieser Situation kann der Fuß noch durch intensive Anti-

Keine chirurgische Selbstbehandlung! Jede länger als einige Tage bestehende Wunde am Fuß erfordert ärztliche Kontrolle!

biotika- und Diabetestherapie gerettet werden – vorausgesetzt, die Fußzirkulation ist ausreichend.

Bei Auftreten eines Gefäßverschlusses im Unterschenkelbereich ist sofort eine operative Behandlungsmöglichkeit zu prüfen, bevor die Amputation von Zehen, Vorderfuß oder Unterschenkel zum Überleben notwendig wird. Möglichst früh muss ein Facharzt oder eine Fachärztin für Angiologie (Gefäßerkrankungen) einbezogen werden. Zum Thema Fußpflege siehe Seite 145 ff.

Nerven: Leben mit diabetischer Neuropathie

Diabetes kann neben dem peripheren (z. B. Füße) das vegetative Nervensystem in Mitleidenschaft ziehen. Folgen sind u. a. Verdauungsstörungen, Magenblähungen, hartnäckige Verstopfung, Blasenentleerungsstörungen oder nächtliche Durchfälle.

Verdauungsstörungen: Eine Magenparese (Magenentleerungsstörung) hat zur Folge, dass die Nahrung – bedingt durch eine Transportstörung – zu lange im Magen verbleibt und der Speisebrei zu langsam befördert wird. Dies kann zunächst zu Hypo- und in der Folge zu Hyperglykämien führen.

Durchfall: Diabetische Darmerkrankungen mit Durchfall (Enteropathie) können auf antibiotische Behandlung ansprechen, obwohl ihnen ursprünglich keine Infektion zugrunde liegt.

Info

Nicht zu verwechseln bei Durchfallsymptomatik ist die Möglichkeit einer Zöliakie (Sprue). Es handelt sich dann um eine Verdauungsstörung, welche durch eine Unverträglichkeit von Gluten (»Klebereiweiß« des Weizens) hervorgerufen wird.

Ähnliche Symptome treten bei einem Laktasemangel auf, wenn Milchzucker nicht oder nur ungenügend abgebaut werden kann.

Zirkulationsstörungen: Diese äußern sich beispielsweise als erhöhter Ruhepuls und Blutdruckabfall nach abruptem Lagewechsel (z. B. rasches Aufstehen).

Erektionsstörungen: Bei Männern kann die diabetische Neuropathie bei zusätzlich mangelnder Durchblutung des Schwellgewebes zu Erektionsstörungen und Impotenz führen. Hier ist eine Abklärung in einer urologischen Klinik oder bei einem spezialisierten Urologen angezeigt. Die Störungen können mit von den Betroffenen direkt in den Schwellkörper gespritzten Durchblutungsmitteln, Vakuumhülsen und seit kurzem auch mit (sehr teuren) Pillen behandelt werden.

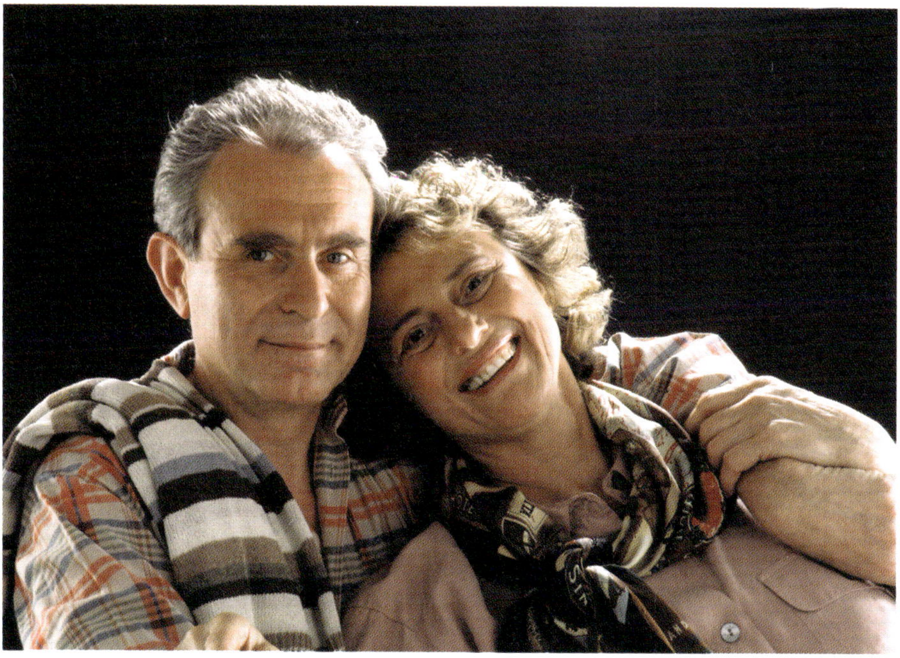

▲ Mit der richtigen Behandlung lassen sich diabetische Folgeschäden lange vermeiden.

Blutdrucksenkung ist wichtig!

Beim Zusammenziehen des Herzmuskels (Systole) entsteht der obere Blutdruckwert (systolischer Wert). Wenn sich der Herzmuskel wieder entspannt, entsteht der untere, diastolische Blutdruckwert. Der Blutdruck wird in der Maßeinheit mmHg (Millimeter Quecksilbersäule) angegeben.

Beim gesunden Erwachsenen sollte der systolische Wert um 120, der diastolische Wert um 80 liegen. DiabetikerInnen sind durch erhöhten Blutdruck besonders gefährdet. Sie sollten ihn deshalb frühzeitig erkennen. Mit einem Handgelenkmessgerät lässt sich der Blutdruck auch zu Hause gelegentlich kontrollieren. Bei erhöhten Blutdruckwerten sollten DiabetikerInnen Werte von 130/80 anstreben.

Bluthochdruck im Arteriensystem besteht, wenn bei mehreren, an verschiedenen Tagen durchgeführten Messungen erhöhte Werte ermittelt werden. Man spricht von erhöhtem Blutdruck (Hypertonie), wenn bereits einer der beiden Werte – entweder nur der systolische oder nur der diastolische – überschritten ist.

Auch vereinzelt erhöhte Werte können Vorboten einer Hypertonie sein. Regelmäßige Untersuchungen sind dann besonders wichtig, um eine definitive Hypertonie zu entdecken.

Bei mehr als der Hälfte aller älteren Menschen (60 Jahre und älter) findet sich erhöhter Blutdruck (160/90 und darüber). Im Alter nimmt das Risiko für einen Herz- oder Hirnschlag zu. Daher ist eine Behandlung von Bluthochdruck sinnvoll, muss in der Altersklasse ab 65 Jahren allerdings je nach der Motivation und der Verträglichkeit der Therapie individuell mit dem Patienten oder der Patientin besprochen werden.

Ab Werten von 140/90 (in der Arztpraxis gemessen), oder von 135/85 (zu Hause gemessen) spricht man von Bluthochdruck. Die British Hypertension Society dfferenziert optimale Blutdruckwerte sowie »audit standards«, also Werte, die ein empfohlenes Minimum an Blutdruckkontrolle ausdrücken. Allerdings können auch diese »audit standards« in einigen Fällen trotz bestem Bemühen nicht erreicht werden.

Richtwerte der British Hypertension Society (Klinikwerte)

	kein Diabetes	Diabetes
optimal	unter 130/85	130/80
genügend	150/90	140/80

Frühe Behandlung ist wichtig

Erhöhter Blutdruck fördert die Verengung der Herzkranzgefäße, die dann nicht mehr in der Lage sind, das Herz mit ausreichend sauerstoffhaltigem Blut zu versorgen. Ein Herzinfarkt tritt ein, wenn sich ein Herzkranzgefäß vollständig verschließt und als Folge das umgebende Muskelgewebe abstirbt.

Bei permanentem Bluthochdruck muss das Herz über längere Zeit vermehrt Kraft aufwenden, um das Blut zu pumpen: Es bildet sich eine größere Muskelmasse, welche allmählich verdickt. Dies führt zu einer Abnahme der Muskelkraft, zu Sauerstoffmangel und schließlich zur Herzschwäche, an deren Ende das Herzversagen stehen kann.

Bluthochdruck gilt als der weitaus wichtigste Risikofaktor für einen Hirnschlag. Das Risiko erhöht sich mit zunehmendem Alter.

Die Nieren nehmen eine wichtige Steuerungsfunktion des Blutdrucks ein. Gefäßveränderungen in den Nieren sind folgenschwer: Ist die Niere durch den erhöhten, nicht behandelten Blutdruck erst einmal geschädigt, so erhöht sie – ohne Therapie – den Blutdruck weiter. Dies wiederum führt zu einer weiteren Verschlechterung der Nierenfunktion.

DiabetikerInnen mit erhöhtem Blutdruck und jahrelang erhöhtem Blutzucker sind besonders gefährdet, Schädigungen am Augenhintergrund zu erleiden, da Gefäßverschlüsse im Bereich des Sehnervs oder Blutungen und Thrombosen in der Netzhaut zur Abnahme des Sehvermögens bis zur Blindheit führen können.

Bei Bluthochdruck neigen die Beinarterien zu Verengungen, sodass irgendwann die Blutversorgung über die verengten Gefäße nicht mehr ausreichend ist. Diese Durchblutungsstörungen bereiten vor allem beim Gehen Schmerzen.

Erhöhte Blutdruckwerte finden sich bei DiabetikerInnen zwei- bis dreimal häufiger als bei Gesunden. Die Entstehung bzw. Verschlechterung einer diabetischen Nephropathie oder Retinopathie (vgl. Seite 41 ff.) wird durch ständig zu hohen Blutdruck begünstigt. Auch die Nierenfunktion verschlechtert sich in der Kombination »Diabetes und Bluthochdruck« wesentlich rascher als bei DiabetikerInnen mit normalen Blutdruckwerten. Ebenfalls ist bei bestehendem Bluthochdruck das Risiko eines Herzinfarktes doppelt so hoch wie bei DiabetikerInnen mit normalem Blutdruck; Gleiches gilt für Durchblutungsstörungen in den Hirn- und Beinarterien.

In der Regel ist erhöhter Blutdruck ein »stummer« Begleiter ohne erkennbare Symptome. Der Weg zur Verhinderung der Langzeitfolgen führt bei Typ-2-Diabetes vor allem über eine konsequente Blutdrucksenkung bereits in der Frühphase des Diabetes sowie über eine Blutzuckersenkung. Eine Normalisierung bzw. Senkung des Blutdrucks ist oft einfacher zu erreichen als eine Senkung des Blutzuckers.

Bei frühzeitiger Behandlung des Bluthochdrucks vermindern sich diabetesbedingte Komplikationen deutlich:

- Herzinfarkt um 44 %
- Mikrovaskuläre Erkrankungen (Nieren, »diabetischer Fuß«) um 37 %
- Fortschreiten von Retinopathie um 34 %
- Sehverschlechterung um 33 %
- Diabetesbedingter Tod um 32 %

Wie wird Bluthochdruck behandelt?

Eine nichtmedikamentöse Behandlung sollte bei allen Menschen mit Bluthochdruck oder beginnendem Bluthochdruck erfolgen. Sie setzt eine gewisse Anpassung bzw. Veränderung der bisherigen Lebensweise voraus. Oft können leicht erhöhte Blutdruckwerte mit nichtmedikamentösen Maßnahmen auf Normalwerte gesenkt werden.

Wird dennoch keine langfristige und dauernde Senkung erreicht, muss zusätzlich eine medikamentöse Behandlung erfolgen. Bei Diabetikern und Diabetikerinnen sollte eine Behandlung mit Medikamenten spätestens dann initiiert werden, wenn die Werte bei 140/90 oder höher liegen.

a) Nichtmedikamentöse Behandlung

Der erste Schritt zur nichtmedikamentösen Blutdrucksenkung besteht darin, ein individuell festgelegtes Zielgewicht zu erreichen – im Idealfall das sog. Normalgewicht. Damit verbunden ist eine ausgewogene Ernährung mit regelmäßiger Bewegung. Der Kochsalzkonsum sollte auf die Hälfte beschränkt werden. Versuchen Sie, bei Tisch kein Kochsalz zu verwenden, und vermeiden Sie nach Möglichkeit salzhaltige Konserven und Gewürzprodukte. Alkohol sollte nur mäßig konsumiert werden.

Der Vorteil dieses veränderten Lebensstils ist, dass keine Nebenwirkungen auftreten können – im Gegensatz zur Behandlung mit Medikamenten. Gerade Menschen, in deren Familie Fälle von Hypertonie und Herzinfarkt vorkommen, sollten ein besonderes Augenmerk auf ihren Blutdruck haben.

Verzichten Sie auf das Rauchen!

Der Verzicht auf Nikotin ist eine der wichtigsten Maßnahmen zur Behandlung der Hypertonie.

- Rauchen kann direkt den Blutdruck erhöhen und ist außerdem ein sehr gewichtiger Risikofaktor für Arteriosklerose von Herz- und Beinarterien. Besonders Raucher mit Bluthochdruck haben in der Regel ein mehr als doppelt so hohes Herzinfarktrisiko als Nichtraucher mit hohem Blutdruck.
- Rauchen verursacht chronische Bronchitis und Lungenkrebs und ist die häufigste vermeidbare einzelne Todesursache in den westlichen Industrieländern.

b) Medikamentöse Behandlung

Der Einsatz von blutdrucksenkenden Medikamenten ist notwendig, wenn der Blutdruck trotz Ernährungs- und Bewegungsanpassung über 140/90 liegt.

Bluthochdruck kann medikamentös auf unterschiedliche Weise gesenkt werden. Es gibt sechs Gruppen von Blutdrucksenkern, die zur Behandlung eingesetzt werden. Die Therapie muss in jedem Fall durch den Arzt oder die Ärztin eingeleitet werden, der auch die Auswahl und eventuelle Reihenfolge der eingesetzten Medikamente bestimmt:

- Diuretika regulieren den Bluthochdruck durch eine vermehrte Ausscheidung von Natrium (Salz) über die Nieren.
- Beta-Blocker senken den Puls und die Herzarbeit durch Blockade der Betarezeptoren des sympathischen Nervensystems. In höheren Dosen (individuell verschieden) können sie das bei einem Blutzuckerabfall ausgelöste Adrenalin in seiner Wirkung bremsen.
- ACE-Hemmer vermindern die Bildung des blutdrucksteigernden Hormons Angiotensin II. Die häufigste unangenehme Nebenwirkung ist Hustenreiz und Trockenheit der Rachenschleimhäute.
- Angiotensin-II-Antagonisten verhindern die blutdrucksteigernde Wirkung von Angiotensin II durch spezifische Blockade der Rezeptoren.

- Alpha-1-Blocker erweitern die Gefäße durch eine Blockade der gefäßaktiven Alpha-Rezeptoren des sympathischen Nervensystems.
- Kalzium-Antagonisten (Kalziumkanalblocker) erweitern die Gefäße durch Steuerung der biologischen Kalziumwirkungen auf die Gefäßmuskeln der Arterien.

Seit der Veröffentlichung der britischen Richtlinien im Jahr 1993 wurden drei doppelblinde Langzeitstudien gemacht, welche die Hauptblutdrucksenker (Beta-Blocker und ACE-Hemmer) miteinander verglichen. In keiner Studie konnten grundlegende Unterschiede bezüglich blutdrucksenkender Wirkung, Nebenwirkungen und dem Einfluss auf die Lebensqualität nachgewiesen werden.

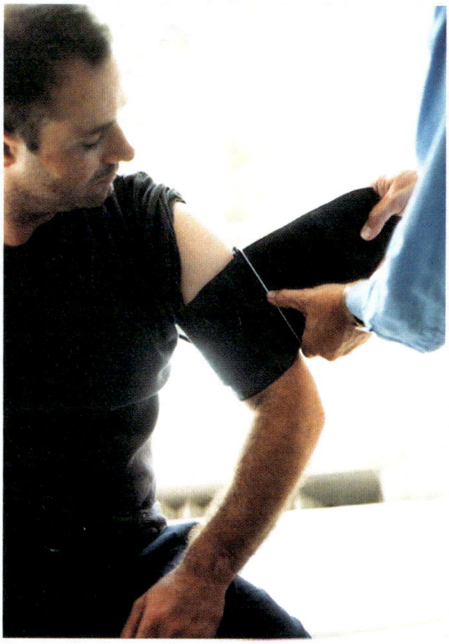

▲ Das regelmäßige Messen des Blutdrucks gibt Sicherheit.

Blutdruckmessung: wann, wie, wo?

Eine optimale Messung des Blutdrucks erfolgt im Sitzen, wenn der Patient oder die Patientin den Arm in Herzhöhe hält. Bei einem Praxisbesuch sollten möglichst zwei, besser noch drei Blutdruckmessungen gemacht werden, denn der Blutdruck kann sich schnell ändern. So variiert er zum Beispiel im Lauf des Tages, in der Nacht ist er eher etwas niedriger als am Tag. Bei körperlicher Belastung, bei Stress, Hitze, Kälte oder Klimaschwankungen sind Blutdruckschwankungen ebenfalls möglich.

In vielen Fällen – auch bei einem erhöhten Risiko durch Diabetes – kann die Blutdruckselbstmessung durch den Patienten oder die Patientin zu Hause sinnvoll sein. Es stehen mehrere Blutdruckmessgeräte zur Verfügung, die eine einfache und zuverlässige Selbstkontrolle ermöglichen. So gibt es immer wieder Patientinnen und Patienten, die unter der »Praxis-Hypertonie« oder »Weißkittel-Hypertonie« leiden: Dies ist eine Form des Bluthochdrucks, die typischerweise bei der Messung in der Praxis durch Anspannung und Nervosität auftritt. Auch wenn extreme Wertschwankungen bei den Kontrollen in der Klinik/Arztpraxis vorkommen, sind Selbstmessungen zu Hause sinnvoll.

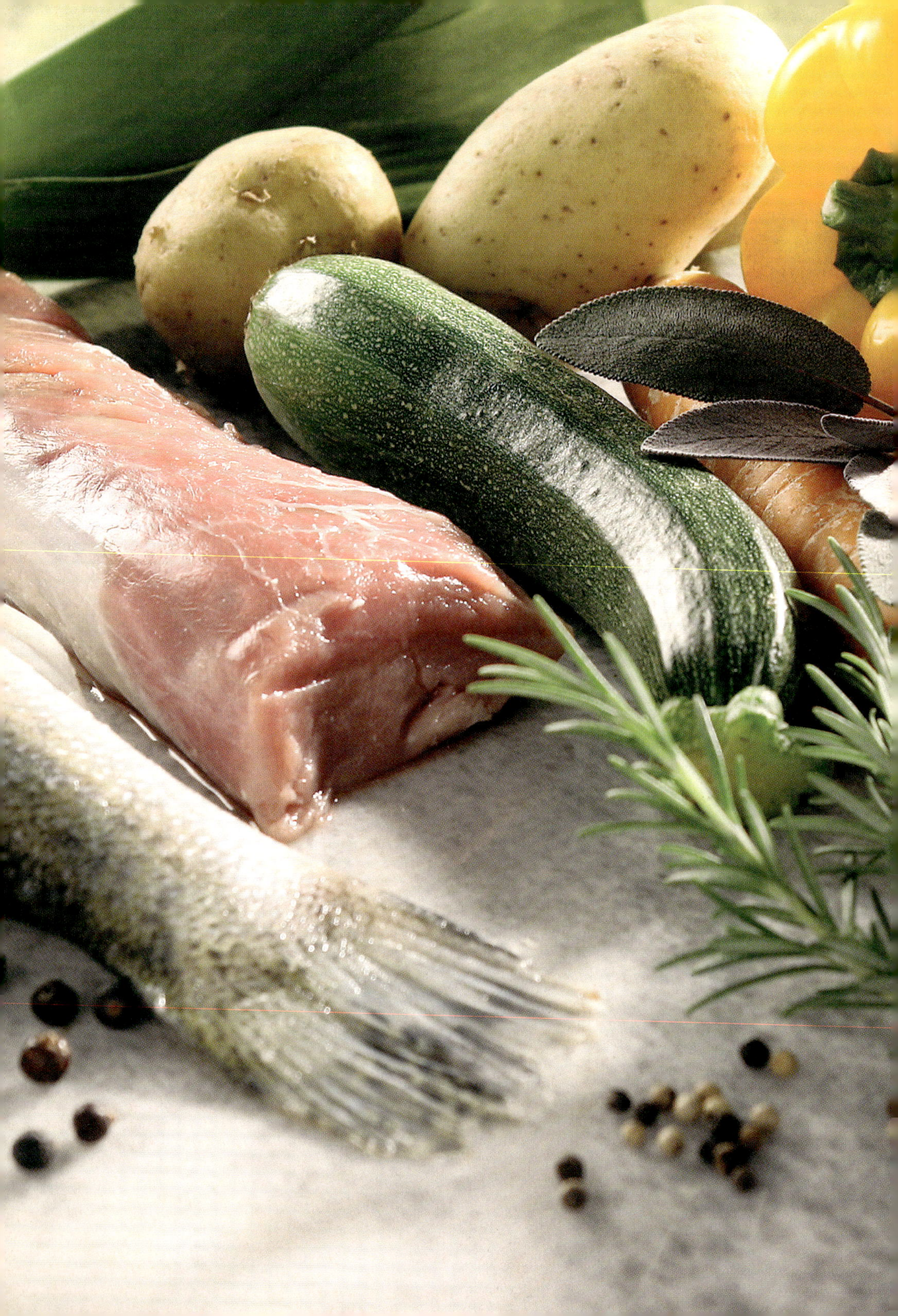

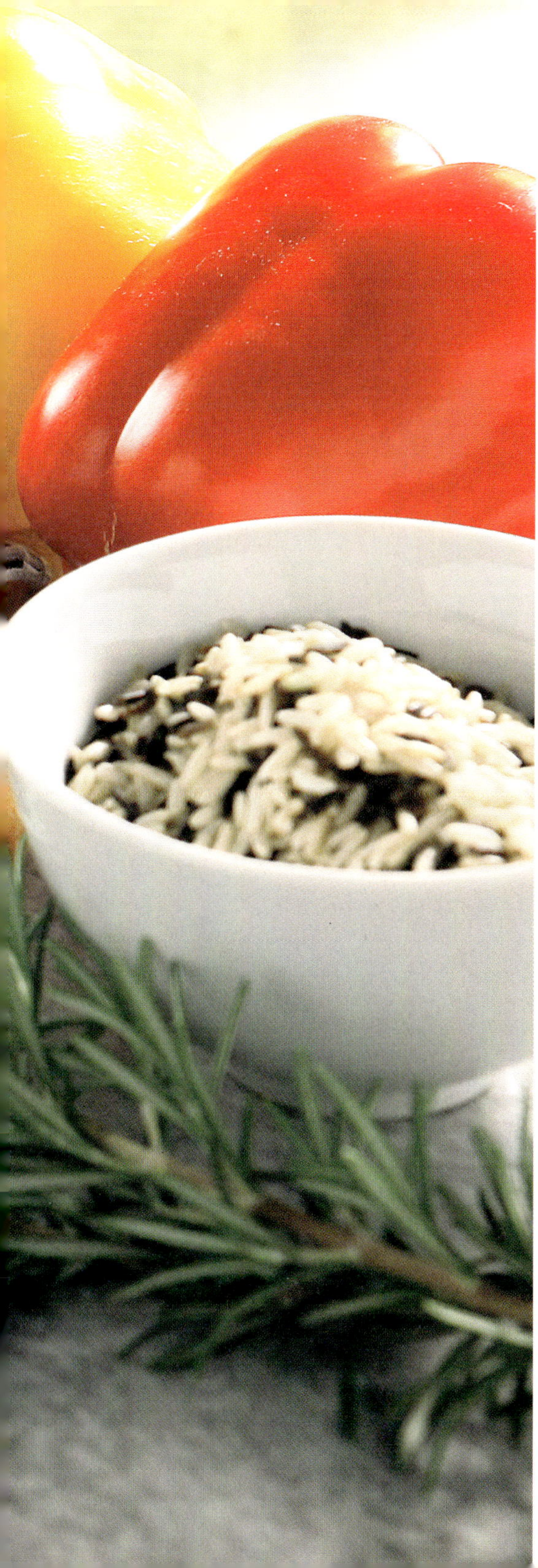

Ernährung bei Diabetes

Allein mit Abnehmen und angepasster Ernährung den Diabetes in den Griff bekommen – geht das denn? Und ob! Sie müssen sich dabei nicht einer asketischen Diät unterwerfen, sondern nur ein paar wichtige Erkenntnisse zur Ernährung in Ihrem Speiseplan berücksichtigen.

Ernährung bei Diabetes

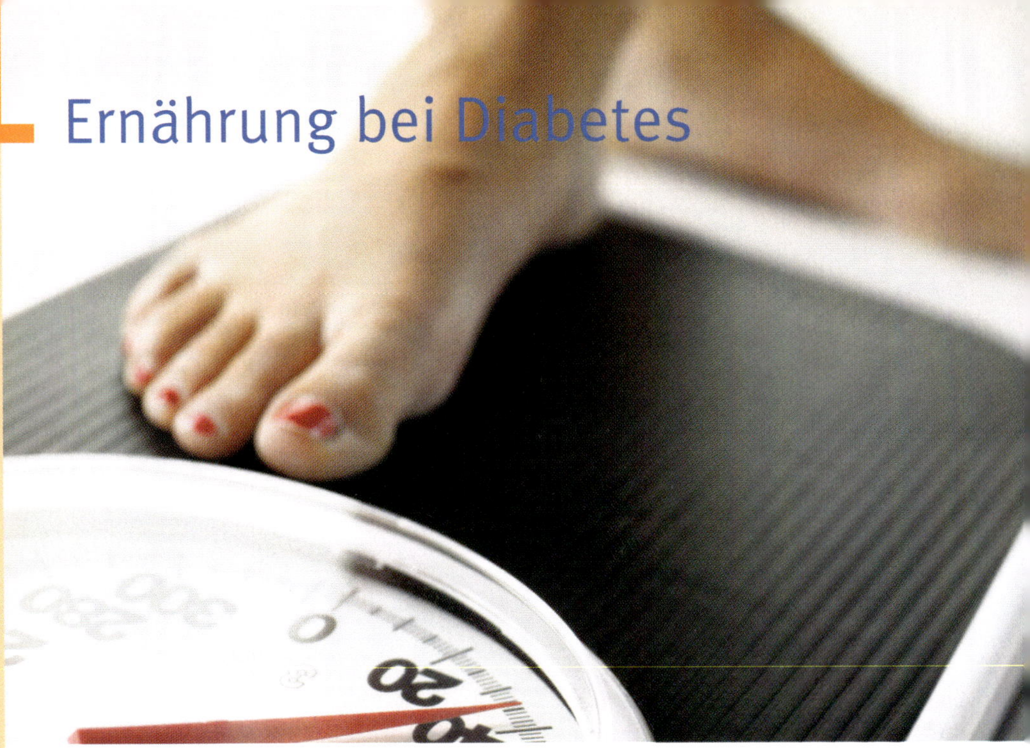

Übergewicht reduzieren – reicht das?

Gefährlicher Kreislauf: Erhöhung des Körpergewichts, des Cholesterins und des Blutdrucks.

Typ-2-DiabetikerInnen sind in 80 % aller Fälle übergewichtig – eine gefährliche Kombination. Kommen noch koronare Herzkrankheiten und/oder Bluthochdruck dazu, vermindert sich die Lebenserwartung wesentlich. Bei Übergewicht verschlechtert sich die Wirkung des körpereigenen Insulins, und die Insulinsekretion wird noch gesteigert. Dadurch wird mehr Fett in die bestehenden körpereigenen Fettzellen eingelagert, was wiederum das Gewicht erhöht. Dieser Kreislauf muss unbedingt durchbrochen werden.

Bei neu diagnostizierten (und meist übergewichtigen) DiabetikerInnen können oft allein mit der Änderung der Ernährung sowohl das angestrebte Gewicht wie auch der erwünschte Blutzucker erreicht und gehalten werden. Durch eine Gewichtsreduktion wird außerdem die Insulinwirkung insgesamt verbessert.

In der Regel ist bei einer angestrebten Gewichtsreduktion zunächst eine Änderung der Essgewohnheiten herbeizuführen. Eine Beratung durch Ernährungsfachleute gilt bei Diabetes als Grundelement einer anerkannten Behandlungsmethode. Diese Fachleute verfügen über ein fundiertes Wissen sowohl was den Diabetes als auch was die konkrete Ernährungsplanung anbelangt. Sie lassen sich bei den Beratungen nicht nur von medizinischen Indikationen lenken, sondern achten darauf, dass sie den individuellen Bedürfnissen gerecht werden, denn die diabetesgerechte Ernährung soll durchaus auch eine Gaumenfreude sein. Niemand braucht sich mehr mit einem unpersönlichen kohlenhydratarmen Ernährungsplan abzufinden, wie er noch bis in die 80er Jahre im deutschsprachigen Raum üblich war. Eine diabetesgerechte Ernährung ist auch keineswegs mehr mit dem Schreckenswort »Diät« zu bezeichnen. Zu Unrecht wird im heutigen Sprachgebrauch der Begriff »Diät« mit aufgezwungener Ernährung gleichgesetzt. Es handelt sich dabei jedoch vielmehr um eine gesunde, ausgewogene und wertvolle Ernährungsweise, die jedem zu empfehlen ist.

Info

Der BMI (Body-Mass-Index) setzt das Körpergewicht zur Körpergröße in Beziehung:

$$\text{BMI} = \frac{\text{Körpergewicht [in kg]}}{\text{Körpergröße [in m}^2\text{]}}$$

Wer bei einer Größe von 170 cm also 78 kg wiegt, hat einen BMI von 27. Ab einem BMI von 25 spricht man von Übergewicht, ab einem BMI von 30 handelt es sich um schweres Übergewicht (Adipositas). (Vgl. BMI-Tabelle auf Seite 168).

Diät (griech.) = Heilnahrung; »healthy diet« (engl.) = gesund zusammengesetzte Nahrung für alle.

Wie viel Energie (ver)braucht der Mensch?

Je nach Alter, Tätigkeit und Lebenssituation werden unterschiedlich viele Kalorien benötigt (siehe Abbildung auf der folgenden Seite). Die Gesamttagesenergie setzt sich aus den Bestandteilen Kohlenhydrate, Fett und Eiweiß zusammen. Wichtigste Regel für die Gewichtsreduktion ist die Einschränkung der Kalorien- und Fettzufuhr. Dies ist nach wie vor die einzige Methode, mit der man auf Dauer Gewicht verliert.

Abnehmen ist nur durch Einschränkung der Fett- und Kalorienzufuhr möglich!

Ernährung bei Diabetes

Der Kalorienbedarf ist unterschiedlich

stark übergewichtige Hausfrau 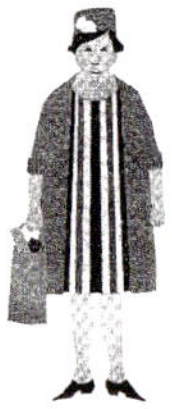 **1200 Kalorien**	normalgewichtiges Mädchen (6 J.) 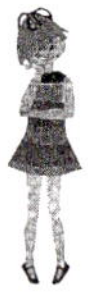 **1500 Kalorien**	übergewichtige Pflegefachfrau 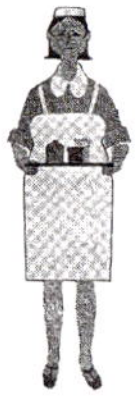 **1500 Kalorien**
leicht übergewichtiger Büroangestellter 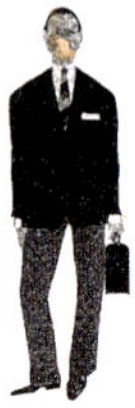 **1800 Kalorien**	normalgewichtige Erwachsene 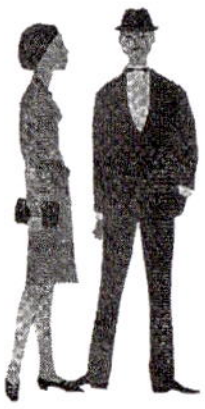 **2000 Kalorien**	untergewichtiger Junge (12 J.) 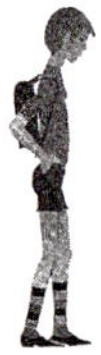 **2500 Kalorien**
Frau im letzten Schwangerschaftsdrittel 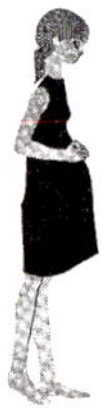 **2500 Kalorien**	normalgewichtiger Schwerarbeiter 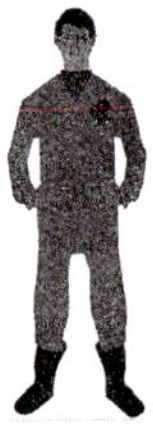 **3000 Kalorien**	Rucksackkost am Sporttag 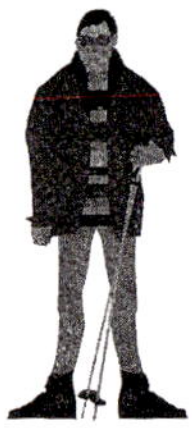 **3000 Kalorien**

▲ Schätzwerte des Kalorienbedarfs je nach Tätigkeit, Alter und Lebenssituation.

Beim Fett kann man gesundheitlich günstige und gesundheitlich ungünstige Komponenten unterscheiden. Eine Empfehlung der modernen Forschung ist die, ungünstige gesättigte Fettsäuren vorwiegend durch einfach oder mehrfach ungesättigte Fettsäuren sowie einen gesteigerten Anteil an komplexen Kohlenhydraten zu ersetzen.

Info

Komplexe Kohlenhydrate (Mehrfachzucker) muss der Körper zunächst in einfache Kohlenhydrate zerlegen. Das dauert bei Mehrfachzuckern länger als bei Einfachzuckern, dafür hält die Sättigung länger vor. Außerdem enthalten Lebensmittel mit komplexen Kohlenhydraten viele Vitamine, Mineralien und Ballaststoffe.

Alkohol ist sehr kalorienreich und sollte beim Abnehmen möglichst vermieden werden. 0,1 l Wein enthält 10–12 g Alkohol und 70–84 kcal. Ein halber Liter Wein liefert also schon 350–420 kcal!

Sehr oft wird eine über den Tag angepasste Verteilung der Kohlenhydrate auf mehrere kleine Mengen – z. B. drei Hauptmahlzeiten, drei Zwischenmahlzeiten – empfohlen, was ein zu starkes Ansteigen des Blutzuckers vermeiden soll. Vom ernährungswissenschaftlichen Standpunkt her gibt es hierbei allerdings – beim Typ-2-Diabetes ohne Insulin – keinen Nachweis eines gesundheitlichen Vorteils. Vielmehr beeinflusst weniger die Verteilung als die Zusammensetzung des Essens den Blutzuckerverlauf: Eine vollwertige, kohlenhydrat- und ballaststoffreiche Ernährung verlangsamt den Blutzuckeranstieg nach dem Essen. So werden extreme Blutzuckerspitzen und -schwankungen vermieden.

Einfache Kohlenhydrate machen krank, komplexe Kohlenhydrate machen schlank!

▼ Gemüse liefert viele komplexe Kohlenhydrate.

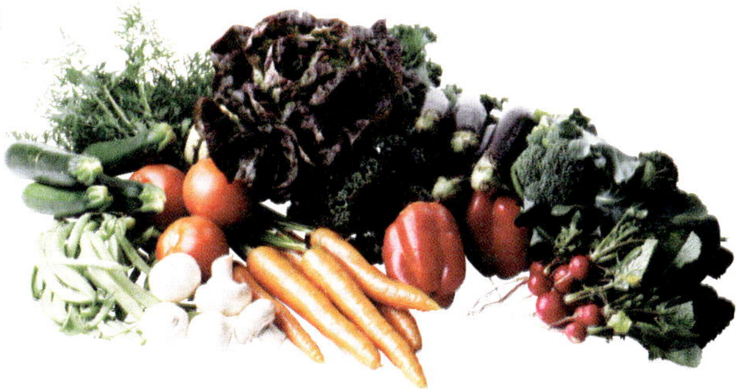

Ernährung bei Diabetes

WISSEN

Abnehmen – so schaffen Sie es!

- Nehmen Sie weniger Kalorien zu sich: Sparen Sie an allem, nur nicht an Getreide, Obst und Gemüse.
- Essen Sie wenig Fett, dafür viele »langsame« Kohlenhydrate.
- Schränken Sie Ihren Alkoholkonsum ein – 1 Glas Rotwein ist erlaubt.
- Ändern Sie langfristig Ihre Ernährungsgewohnheiten. Fachleute können Sie dabei beraten und unterstützen.
- Wenn nichts mehr geht: Gewicht halten statt zunehmen!

Die Werbung verspricht übergewichtigen Menschen wahre Wunder: Beispielsweise sollen dank Appetitzüglern ohne Anstrengung und Hungergefühl die überflüssigen Pfunde schmelzen. Dem ist leider nicht so. Eine medikamentöse Behandlung, die ausschließlich in der Hand des Arztes oder der Ärztin liegen sollte, geht immer Hand in Hand mit einer grundlegenden Ernährungsanpassung. Wunder gibt es (leider) keine – zumindest nicht bei der Gewichtsabnahme.

▼ Abnehmen ist mit ein paar Tricks gar nicht so schwer.

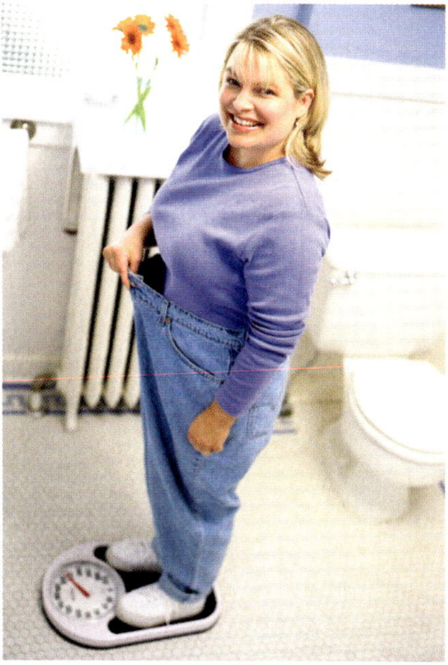

Sein Gewicht zu reduzieren ist eine kräftezehrende, den eigenen Willen immer wieder auf die Probe stellende Aufgabe. Wenn Sie – was häufig vorkommt und sehr verständlich ist – einmal keine Energie zum Abnehmen haben, dann versuchen Sie einfach, Ihr Gewicht zu halten. Verbissenes Ringen um jedes Gramm, das Sie weniger wiegen, bringt Sie um schöne Erlebnisse und schränkt Ihre Lebensqualität ein. Nach einer Phase des Gewichthaltens geht man leichter und motivierter wieder daran, weiter abzunehmen.

Die Zusammensetzung der Ernährung

Kohlenhydrate

Die Bezeichnung Kohlenhydrate umfasst Stärke, Zucker und Zuckerarten sowie Ballaststoffe. Während die Ballaststoffe den Blutzucker nicht direkt beeinflussen, sind Stärke und Zucker wichtige Quellen für Blutzucker. Dazu gehören Nahrungsmittel, die den Blutzucker »stärker« und schneller erhöhen, wie Brot, Getreide, Kartoffeln, Reis und Teigwaren. »Weniger« bzw. teilweise langsamer erhöhen den Blutzucker: Vollkornbrot, Obst, Beeren, Milch und Jogurt, Hülsenfrüchte sowie Gemüse. Diese »günstigen« Kohlenhydrate sollten etwa 50 %, also die Hälfte der Tagesenergie, ausmachen.

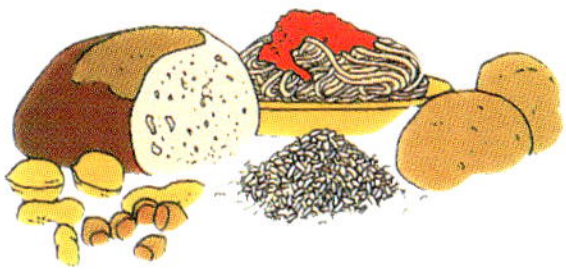

▲ Brot, Kartoffeln, Nudeln, Reis und Getreide liefern viele Kohlenhydrate.

Stärke ist der wichtigste Sofort-Energiebildner. Stärke wird im Dünndarm in Traubenzucker (Glukose) zerlegt und ins Blut aufgenommen. »Blutzucker« ist Traubenzucker im Blut und liefert Energie an Muskeln, Organe und Zellen. Glykogen ist ein aus Traubenzucker bestehender Energiespeicher: 300–500 g Glykogen werden als Energiereserve in der Leber und Muskulatur gespeichert. Bei körperlicher Tätigkeit und zwischen den Mahlzeiten wird Glykogen wieder zu Blutzucker abgebaut.

Zucker und Zuckerarten sind ebenfalls Kohlenhydrate. Unter »Zucker« versteht man allgemein den im Haushalt verwendeten Zucker (Saccharose), eine Kombination von Traubenzucker und Fruchtzucker. Dieser kristalline Zucker ist konzentrierter, raffinierter Zucker aus Zuckerrohr oder Zuckerrüben. Auch andere Zweifach- und Mehrfachzucker (siehe Seite 30), die industriell aus Stärke hergestellt werden, sind vollraffiniert und enthalten kaum Vitamine und Mineralstoffe.

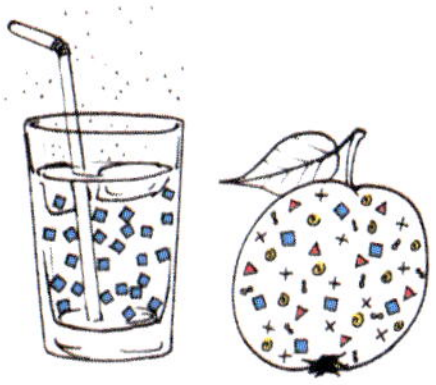

▲ Ein Apfel enthält die gleiche Menge Zucker wie 0,2 l mit Zucker gesüßtes Mineralwasser, aber zusätzlich noch viele Nähr- und Ballaststoffe.

Zucker kommt natürlich in Früchten, weniger in Gemüse (hier vorwiegend als Stärke) vor. Hier ist der Zucker Teil eines wertvollen biologischen Systems, zusammen mit Ballaststoffen, Vitaminen, Mineral- und sekundären Pflanzenstoffen.

Ernährung bei Diabetes

▼ Achtung: Süßigkeiten enthalten neben viel Zucker auch verborgene Fette!

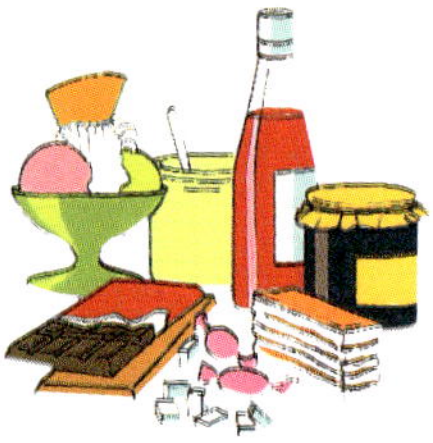

Zucker und Zuckerarten unterscheiden sich in ihrer Wirkung auf den Blutzucker. Traubenzucker (Einfachzucker) lässt den Blutzucker sehr schnell ansteigen und ist deshalb besonders geeignet, wenn eine Unterzuckerung droht oder besteht. Milchzucker besteht nur zur Hälfte aus Traubenzucker und beeinflusst den Blutzucker daher weniger schnell. Fruchtzucker erhöht den Blutzucker nur gering.

Zucker im allgemeinen Sprachgebrauch (Haushaltszucker) ist heute – im Gegensatz zu früher, wo man ihn als DiabetikerIn strengstens meiden musste – in kleinen Portionen nicht mehr verboten: Bis zu 30 g pro Tag (max. 10 % der Gesamtenergie) sind gestattet, allerdings nicht zusätzlich, sondern anstelle von Brot oder Obst. Doch enthalten süße Desserts oft nicht nur Zucker, sondern auch viel verstecktes Fett. Sie sollten sie daher sparsam konsumieren. Erfahrene DiabetikerInnen leben nach dem Prinzip »Zucker meiden, ohne zu leiden«.

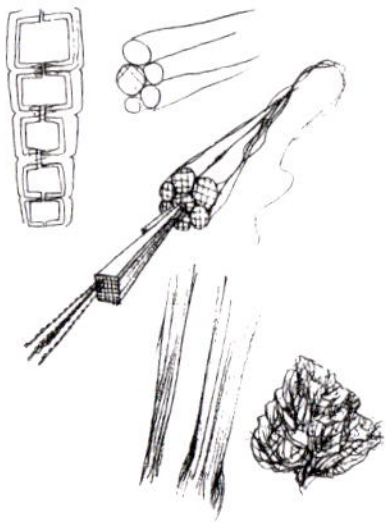

▲ Nahrungsfasern sind wichtig für eine gute Verdauung.

Ballaststoffe (Nahrungsfasern) sind Kohlenhydrate, die den Blutzucker nicht erhöhen, aber die Zuckerresorption bremsen und somit einen günstigen Effekt haben. Sie sind die nicht verdaubaren Pflanzenzellwände von Getreide, Getreideprodukten, Gemüse und Früchten – also alles Nahrungsmittel, die man heute unter dem Begriff Vollwertkost zusammenfasst. Die Ballaststoffe werden entweder im Stuhl ausgeschieden (z. B. Obstschalen) oder im Dickdarm bakteriell fermentiert (abgebaut), wodurch kurzkettige Fettsäuren und verschiedene Gase entstehen. Diese Endprodukte sind wichtig für die Dickdarmfunktion, aber auch zur Bildung von zusätzlicher Energie, die ins Blut aufgenommen wird. Daneben senken Ballaststoffe auch die Blutfettwerte.

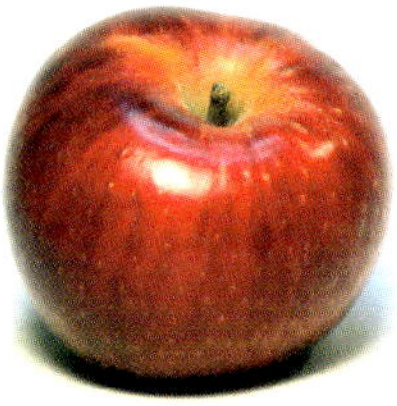

WISSEN

Wichtige Erkenntnisse zu Zucker

- Kohlenhydratreiche Kost (Obst, Gemüse, Getreideprodukte) fördert – gerade auch bei Diabetes – die Gesundheit, sofern vollwertige Nahrungsmittel verwendet werden. Der Anteil von Kohlenhydraten an der Gesamttagesenergie sollte etwa 50 % betragen.
- Nicht die Kohlenhydrate sind die »Sündenböcke« bei Übergewicht, sondern zu viel Fett, Fleisch, Süßigkeiten und Alkohol.
- »Ein wenig« Zucker (20–30 g pro Tag, entspricht ca. 3 Teelöffeln) stört das Blutzuckergleichgewicht nicht erheblich, sofern er als 2–3 Obst- oder Brotwerte eingerechnet wird.
- 1 g Kohlenhydrate liefert 4 kcal (exkl. Nahrungsfasern), 1 g Fett dagegen liefert 9 kcal – also mehr als das Doppelte!

Man unterscheidet wasserlösliche (z. B. Pektine aus Quitten, Äpfeln und Johannisbeeren, Haferkleie) und unlösliche Ballaststoffe (z. B. Weizenkleie, Zellulose). Es sind vor allem die wasserlöslichen Ballaststoffe mit ihren gelierenden Eigenschaften, die sich bei Diabetes günstig auf die Blutfette auswirken und nur langsam den Blutzucker erhöhen. Unlösliche Nahrungsfasern, enthalten in Vollkornprodukten, Hülsenfrüchten, Obst und Beeren, sind wichtig für einen geregelten Stuhlgang.

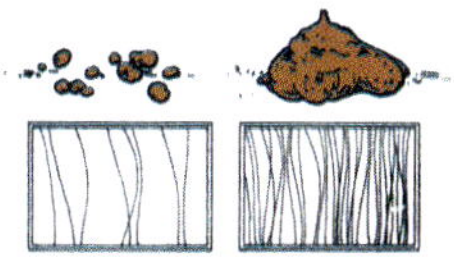

▲ Der rechte »Haufen« spricht für einen gesunden, weniger krebsanfälligen Dickdarm.

Suchen Sie möglichst zu Beginn Ihres Diabetes eine Ernährungsberatung auf, um Ihre Ernährungsweise analysieren zu lassen. Wenn die Ernährung stimmt, sind Sie auf dem besten Weg zu einer optimalen Behandlung Ihres Diabetes – möglicherweise ohne Tabletten oder Insulin.

Der Glykämische Index – GI

Seit den 70er Jahren werden die kohlenhydrathaltigen Nahrungsmittel nicht allein nach ihrem Kohlenhydratgehalt eingeteilt, sondern auch nach ihrer Wirkung auf den Blutzuckeranstieg (sog. Glykämischer Index – GI).

Wenn der Blutzucker nach Verzehr einer Lebensmittelportion mit 50 g verdaubaren Kohlenhydraten identisch ist mit dem Blutzuckeranstieg nach 50 g Traubenzucker, spricht man von einem Blutzuckerindex von 100 %. Lebensmittel mit langsamer Blutzuckerbildung und somit tiefem Index sind besonders günstig.

Früher glaubte man, dass stärkehaltige Produkte zu einem viel langsameren Blutzuckeranstieg führen als Zucker. Das ist falsch. Zucker besteht zur Hälfte aus Fruchtzucker und hat deshalb einen tieferen GI (80 %) als beispielsweise Maisstärke (100 %).

Einen niedrigen bis mittleren GI (10–70 %) haben Hülsenfrüchte, Vollkornprodukte, Müsli aus rohen Haferflocken, Spagetti, Kartoffeln, einheimisches Obst und Gemüse, Milch und Milchprodukte. Ballaststoffreiche Produkte haben in der Regel einen tieferen GI als nahrungsfaserarme Produkte.

Die Angaben des GI sind immer nur Näherungswerte. Obst enthält, je nach Reife, mehr oder weniger Zucker, sodass der glykämische Index variiert. Ebenfalls variiert er von Mensch zu Mensch. Wenn Sie neugierig sind, können Sie Ihren persönlichen GI für jedes Nahrungsmittel mit Blutzuckerselbstkontrollen vor und 1–2 Stunden nach dem Essen »austesten«.

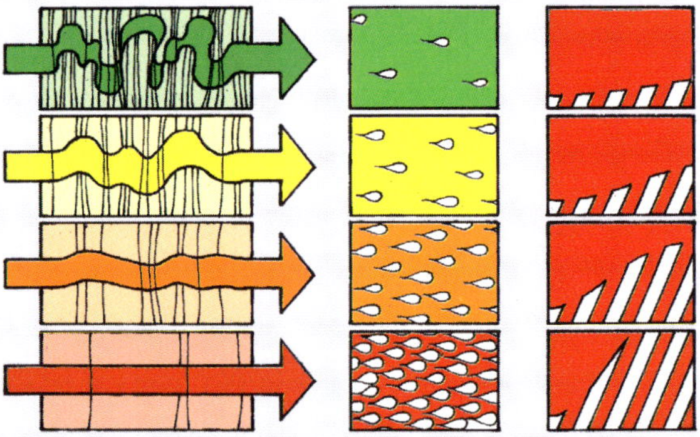

▲ Je faserreicher die Kost, desto langsamer und geringer der Blutzuckeranstieg – und desto besser!

GI kohlenhydrathaltiger Lebensmittel*

Glykämischer Index	in %	Blutzuckeranstieg
hoch	70–100	schnell ↑↑↑
mittel	50–70	mittel ↑↑
niedrig	10–50	langsam ↑

* im Vergleich zu Traubenzucker (GI= 100 %)

Blutzuckeranstieg, den verschiedene Lebensmittel bewirken

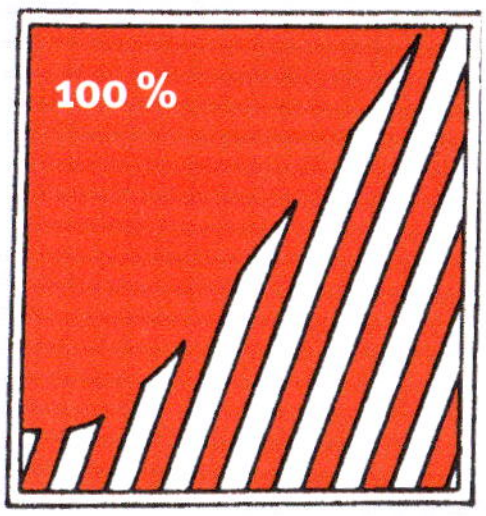

Traubenzucker (Glukose)
Maisstärke (gekocht)
Cola (normal)
Kartoffeln gebacken mit Schale

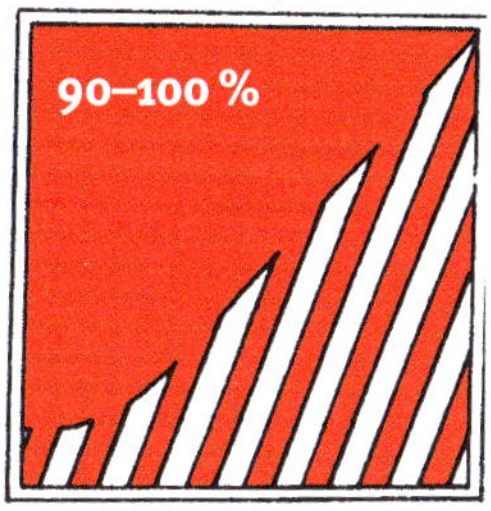

Kartoffelpüree
Cornflakes
Sorbet

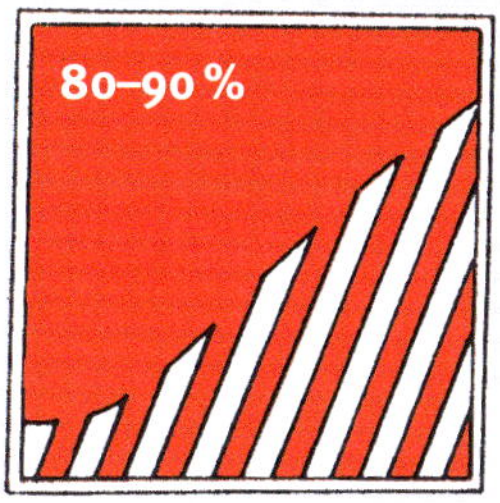

Kartoffeln (Mikrowelle)
Zucker (Saccharose)

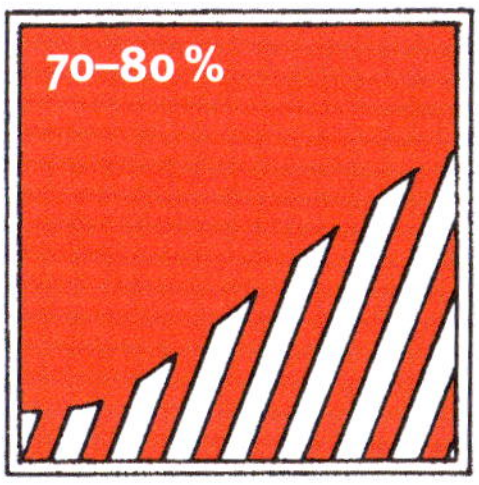

Weißbrot, Butterkeks
Bier
Pumpernickel
Magermilch

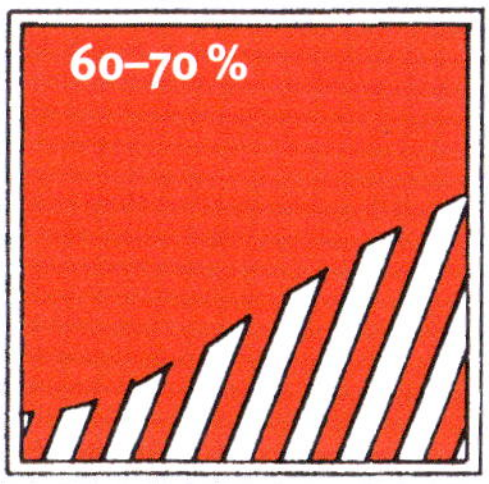

Vollkornbrot fein
Mais, Knäckebrot
Haferflocken, Honig
Orangensaft, Eiscreme

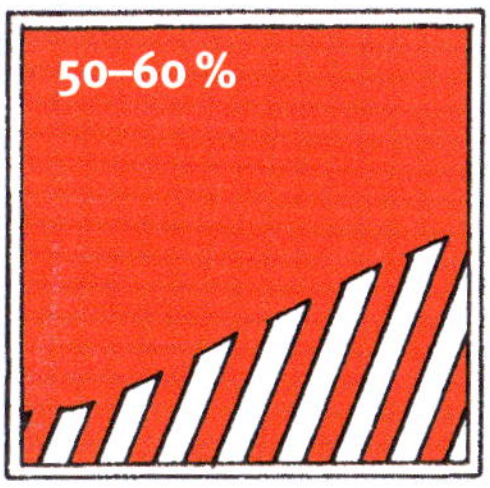

Nudeln
Kartoffeln (gekocht)
Aprikosen, Trauben,
Zuckermelone

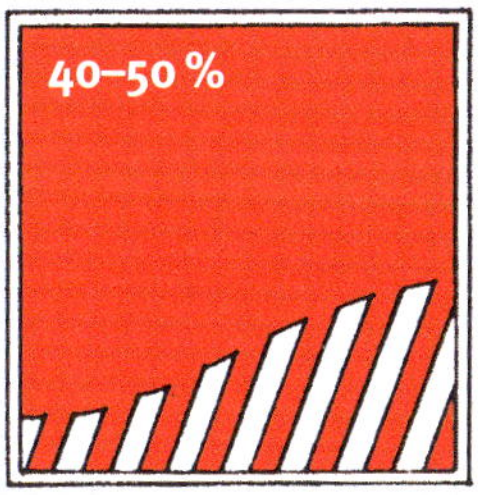

Reis, Vollkornbrot
Bananen, Pfirsiche,
Orangen, Kiwis, Pflaumen,
Apfelsaft

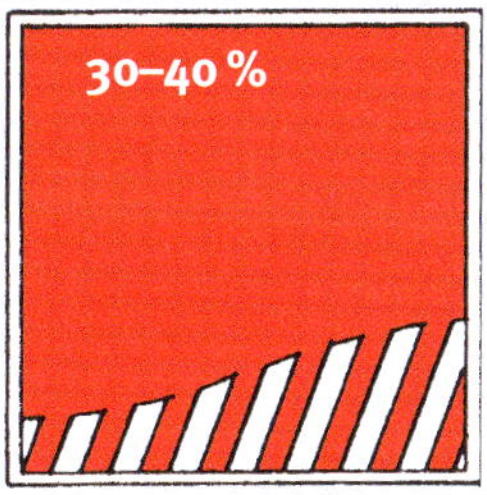

Linsen, Gerste, Reis (parboiled), Spagetti, Karotten, Äpfel, Birnen, Ananas, Schokolade, Buttermilch

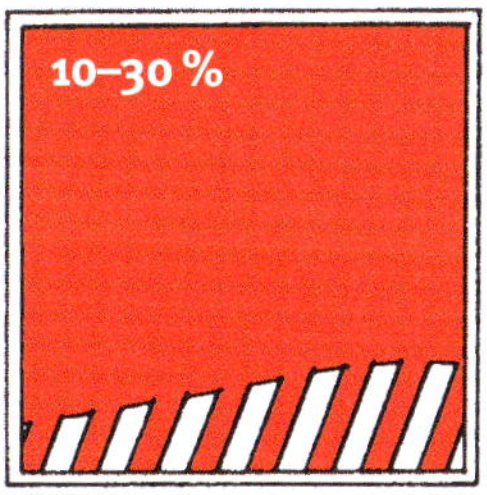

Fruchtzucker (Fruktose), Erbsen frisch, Trockenerbsen, Bohnen, Erdnüsse, Milch, Jogurt, Erdbeeren, Kirschen, Grapefruit

Ernährung bei Diabetes

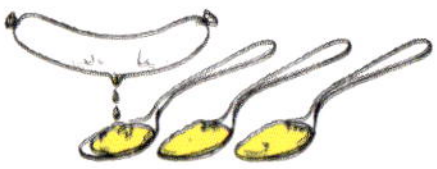

▲ Etwa zwei Drittel des aufgenommenen Nahrungsfettes ist verstecktes Fett!

Fette und Öle

Unter Fett verstehen wir alle Fette und Öle tierischer und pflanzlicher Herkunft. Sie sind Energielieferanten in geballter Form und enthalten pro Gewichtseinheit mehr als doppelt so viel Kalorien wie die Kohlenhydrate. Man unterscheidet sichtbare Fette (Butter, Margarine, Fett, Öl) und versteckte Fette (Chips, Schokolade, Gebäck, Nüsse, Eiscreme, Fleisch- und Milchprodukte).

Eine Reduktion der Fette und Öle auf zirka ein Drittel der zugeführten Gesamtenergie (ca. 30 %) ist von großer Bedeutung für die Erhaltung von gesunden Arterien und die Vorbeugung von Herzinfarkt, Hirnschlag und Zirkulationsstörungen in den Beinen (Gangrän).

Mehrfach ungesättigte Fettsäuren sind für den Körper lebensnotwendig. Fett pflanzlichen Ursprungs, beispielsweise Sonnenblumenöl, Distelöl oder pflanzliche Margarine, enthält mehrfach ungesättigte Fettsäuren.

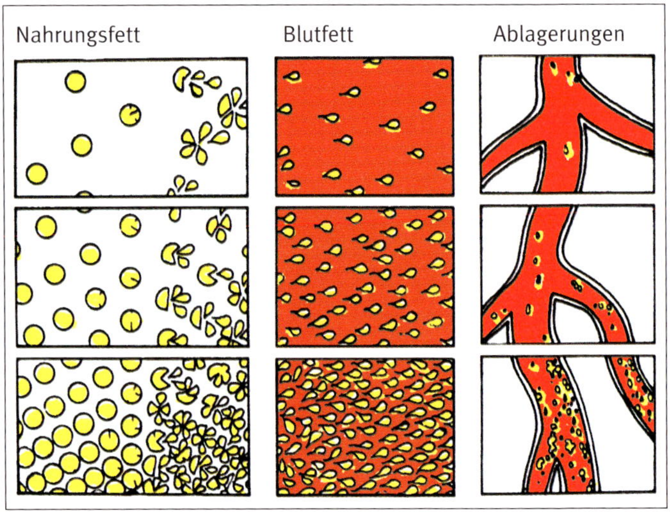

Je mehr Nahrungsfett im Dünndarm abgebaut wird, desto mehr Fettpartikel gelangen ins Blut und desto mehr Fettablagerungen finden sich in den Arterien. ▶

WISSEN

Empfehlungen für Öl und Fett

- Allgemeine Empfehlung für den Fettanteil an der Gesamttagesenergie ist 30 %. Bei gesundheitlichen Problemen wie Übergewicht oder Herz-Kreislauf-Erkrankungen wird empfohlen, möglichst wenig Fett zu konsumieren.
- 1 g Fett/Öl liefert 9 kcal.
- Günstig sind die einfach und mehrfach ungesättigten Fettsäuren, wie sie z. B. im Oliven- und Rapsöl, aber auch im Fisch vorkommen. Verwenden Sie verschiedene Öle, je nach Geschmack.
- Tierische Fettsäuren (Triglyzeride) erhöhen das Risiko für Übergewicht und Arteriosklerose. Einfach und wirkungsvoll zur Verringerung des Anteils tierischer Fette ist die Devise »wenig fettes Fleisch« oder überhaupt »weniger Fleisch«.

Einfach ungesättigte Fettsäuren schützen die Herzkranzarterien. Oliven- und Rapsöl haben einen hohen Anteil an einfach ungesättigten Fettsäuren.

Mehrfach ungesättigte Omega-3-Fettsäuren aus Fisch und Fischöl haben eine blutfettsenkende, gerinnungshemmende und leicht blutdrucksenkende Wirkung, was sich bei Herz-Kreislauf-Krankheiten günstig auswirken kann.

Die Fette tierischer Herkunft wie Schweinefett, Speck, Milchfett und Butter sowie das pflanzliche Kokosfett enthalten gesättigte Fettsäuren, die Blutfette und Cholesterin erhöhen können und daher bei einem Teil der Bevölkerung langfristig ein Risiko für Herz-Kreislauf-Krankheiten bergen.

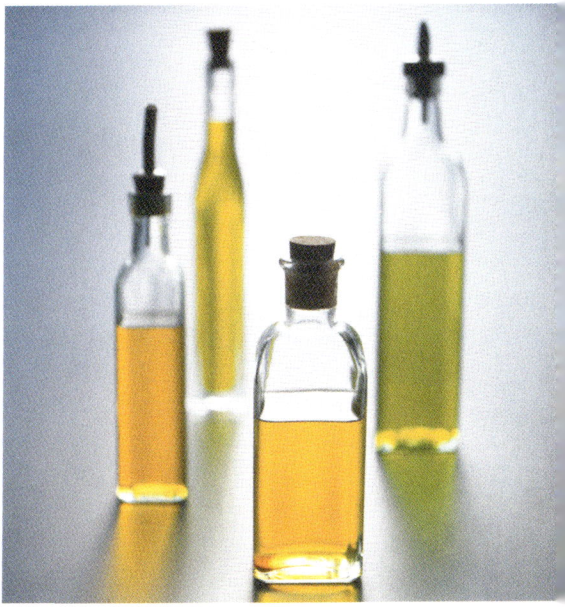

Oliven- und Rapsöl ▶
liefern wertvolle Fettsäuren.

Ernährung bei Diabetes

Eiweiße

▼ Eiweiß ist in pflanzlichen und tierischen Nahrungsmitteln enthalten.

Die dritte Energiequelle des Organismus stellen die pflanzlichen und tierischen Eiweiße dar. Viele kohlenhydrathaltige, pflanzliche Nahrungsmittel (Tofu, Getreide, Kartoffeln, Hülsenfrüchte) enthalten auch (pflanzliches) Eiweiß.

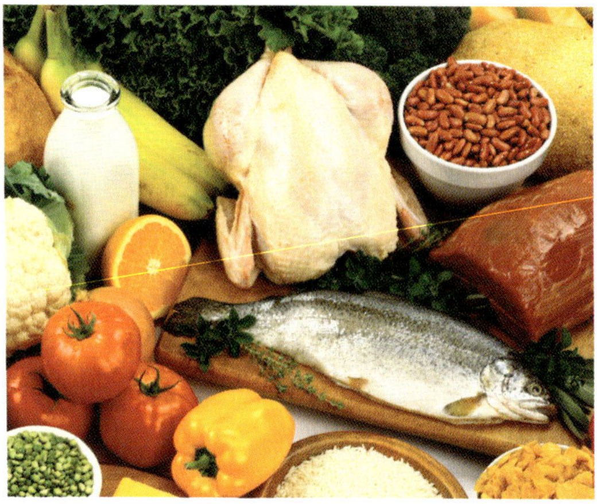

Tierische Eiweiße (Käse, Milch, Eier und Fleisch) sind qualitativ hochwertig und daher von großer Bedeutung in der Ernährung. Sie sollten allerdings wegen ihres Fettgehalts zurückhaltend konsumiert werden.

Wenn der Fettanteil an der Gesamttagesenergie reduziert werden soll, empfiehlt sich Magermilch, die praktisch fettfrei ist. Light-Milchprodukte sind entweder fettvermindert oder fett- und kohlenhydratvermindert. Sie enthalten aber gleich viel Eiweiß wie Vollmilchprodukte.

WISSEN

Empfehlungen zum Eiweißkonsum

- Die Gesamtmenge an Eiweiß sollte etwa 20 % der Tagesenergie betragen.
- 1 g Eiweiß liefert 4 kcal.
- Nahrungsmittel, die tierische Eiweiße liefern, wie Fleisch, vollfette Milchprodukte, Käse und Ei enthalten auch Fett und sollten daher nur zurückhaltend konsumiert werden.
- Wie bei fast allem so gilt auch hier: Streben Sie auch in der Ernährung ein Gleichgewicht von pflanzlichen und tierischen Eiweißen an.

Kalzium

Kalzium ist ein wichtiger Mineralstoff für den Knochenaufbau und -erhalt. Ein Mangel kann zu einer verminderten Mineralisation der Knochen (Osteoporose) führen. Milch und Milchprodukte haben einen hohen Kalziumgehalt, ebenso einige pflanzliche Lebensmittel und bestimmte Mineralwassersorten. Der empfohlene Tagesbedarf liegt je nach Alter im Bereich von 600–1000 mg/Tag.

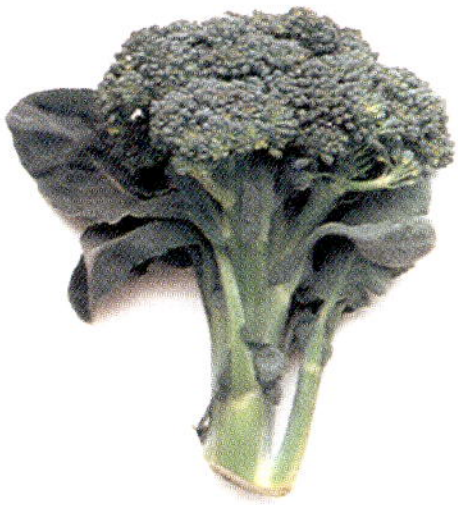

▲ Auch Broccoli enthält viel Kalzium.

Vitamine und Antioxidanzien

Antioxidanzien bremsen unerwünschte Oxidationsreaktionen (ähnlich einer Rostbildung), die im Körper ständig ablaufen, und verhindern die Entstehung von schädlich oxidierten Molekülen. Beispiel für unerwünschte Oxidationsreaktionen ist die Einwirkung von Sauerstoff auf freie Radikale. Freie Radikale sind Moleküle mit einem ungepaarten (freien) Elektron. Sie sind sehr reaktiv und greifen andere Moleküle, z. B. ungesättigte Fettsäuren an, indem sie diesen Atome und einzelne Elektronen entreißen, um sich selber wieder zu stabilisieren. Allerdings entstehen bei diesem Prozess neue freie Radikale (in diesem Fall Fettsäure-Radikale), und der Prozess läuft weiter und weiter wie eine Kettenreaktion. Antioxidanzien sind Vitamine oder vitaminähnliche Stoffe, die diese Oxidationen verhindern.

Besonders schädlich ist die Oxidation von Fettsäuren, da diese auch Bestandteile der Zellmembranen sind. Eine Oxidation verändert ihre Struktur und beeinträchtigt ihre normale Funktionstüchtigkeit. Man vermutet einen Zusammenhang zwischen oxidierten LDL-Partikeln, Schädigung der Arterien-Innenschicht und Entstehung von Blutgerinnseln (Thromben). Quel-

Info

LDL-Partikel (= Low Density Lipoprotein) bestehen aus Fett, Cholesterin und Eiweiß. LDL ist das »schlechte« Cholesterin. Dagegen ist das HDL (= High Density Lipoprotein) das »gute« Cholesterin.

len von freien Radikalen sind unter anderem auch Zigarettenrauch und Luftverunreinigungen.

Der Körper verfügt über verschiedene Abwehrmechanismen, um mit unerwünschten Oxidationsreaktionen fertig zu werden.

- So wirkt z. B. Vitamin E als Antioxidans, weil es fettlöslich ist und deshalb besonders wirksam die Oxidationsreaktion in den fettreichen Zellmembranen stoppt. Viel Vitamin E liefern Weizenkeim- und Sonnenblumenöl sowie ungeröstete Haselnüsse und Mandeln.
- Vitamin C ist ein weiteres Antioxidans, beispielsweise kann es verbrauchtes Vitamin E wieder regenerieren. Ausgezeichnete Vitamin-C-Lieferanten sind Zitrusfrüchte, Kiwi und Beeren.
- Auch Karotinoide (Vitamin-A-Vorstufen) wirken als fettlösliche Antioxidanzien. Karotten, Broccoli, viele Kohlarten, Tomaten, Spinat und zahlreiche andere Gemüse sowie Aprikosen, Mangos und Kakis sind reich an Karotinoiden.

Generell ist eine Ernährung mit viel Gemüsen (drei Portionen täglich) und Früchten (zwei Portionen täglich) für eine gute Versorgung mit Antioxidanzien besonders wichtig. Täglich 500 g Gemüse und Früchte (Empfehlung der WHO) bewahren Arterien und Herz vor schädlicher Oxidierung: Sie »verrosten« und »verkalken« weniger.

Bei mangelhafter Ernährung oder im höheren Alter kann Vitaminmangel auftreten. Die National Academy of Science warnte jedoch vor Vitaminzusätzen, da eine Langzeitwirkung nicht erwiesen sei und gesundheitliche Schäden auftreten können (USA, April 2000).

▼ Reichlich Gemüse auf dem Speiseplan schützt auch vor Arterienverkalkung.

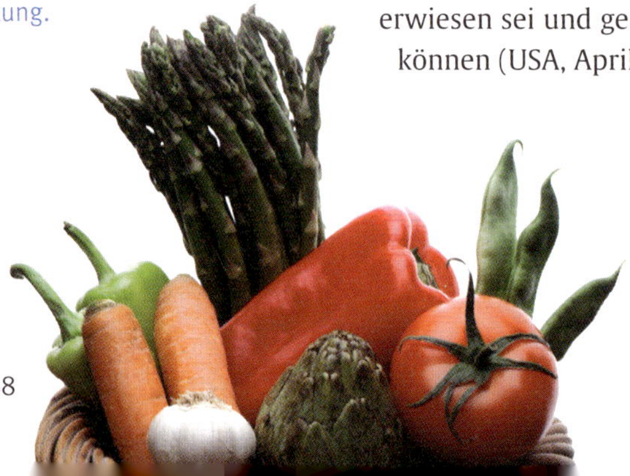

Süßstoffe und Zuckeraustauschstoffe

Süßstoffe werden chemisch hergestellt, enthalten keine Energie (Kalorien/Kilojoules) und keine Kohlenhydrate. Deshalb beeinflussen sie den Blutzucker nicht und erleichtern es, das Gewicht und gesunde Zähne zu behalten.

Süßstoffe schmecken viel süßer als Zucker. Bei einer Überdosierung kann der Geschmack ins Bittere umschlagen.

Süßstoffe sind in Tablettenform, flüssig oder als Pulver erhältlich. Es sind folgende Produkte im Handel:

- Cyclamat
- Saccharin
- Aspartam
- Acesulfam-K
- Thaumatin
- Neohesperidin DC

Die kalorienfreien und zahnfreundlichen Süßstoffe werden oft mit den kalorienhaltigen Zuckeraustauschstoffen/Zuckeralkoholen verwechselt, die – ebenfalls chemisch – aus Kohlenhydraten hergestellt werden (z. B. Stärkesirup oder Saccharose) und somit den Blutzucker beeinflussen. Allerdings nimmt der Körper – im Vergleich zum Zucker – bei den Zuckeraustauschstoffen nur einen Teil der Energie (Kalorien oder Kilojoules) auf. Der Rest, der in den Dickdarm gelangt, vergärt dort und kann Verdauungsprobleme wie Blähungen und Durchfall erzeugen.

Info

Süßstoffe sind kalorien- und kohlenhydratfrei. Sie müssen nicht in den Ernährungsplan einbezogen werden.

Zuckeraustauschstoffe/Zuckeralkohole enthalten Kalorien und Kohlenhydrate. Sie sind für DiabetikerInnen geeignet, müssen aber in den Ernährungplan einberechnet werden. Schon in geringen Mengen können sie abführend wirken oder Blähungen verursachen.

Zu den Zuckeraustauschstoffen und Zuckeralkoholen gehören folgende Produkte:

- Fruchtzucker (Fruktose)
- Sorbit
- Isomalt (Palatinit)
- Xylit
- Mannit
- Laktit
- Maltit

Diese Produkte sind für DiabetikerInnen geeignet unter der Voraussetzung, dass die verwertbaren Kohlenhydrate berechnet werden.

Gefahren von Alkohol und Nikotin

Alkohol ist ein weiterer Energielieferant bei der erwachsenen Bevölkerung mit einem beunruhigenden Anteil am täglichen Kalorienkonsum von 5–10 %. Ein bis zwei Gläser Wein pro Tag zum Essen sind bezüglich des Blutzuckers gestattet. Einige Studien haben gezeigt, dass so das Risiko für Herz-Kreislauf-Krankheiten auch bei Diabetes kleiner sein kann. Rotwein ist reich an Phenolen, die als Antioxidanzien möglicherweise gesundheitlich günstig wirken. Sie gelangen beim Pressen der Trauben aus den Schalen und Kernen in den Wein. Da Rotwein an der Maische gegärt wird, können die Phenole leichter in den Wein übertreten als dies etwa bei der Weißweinherstellung der Fall ist.

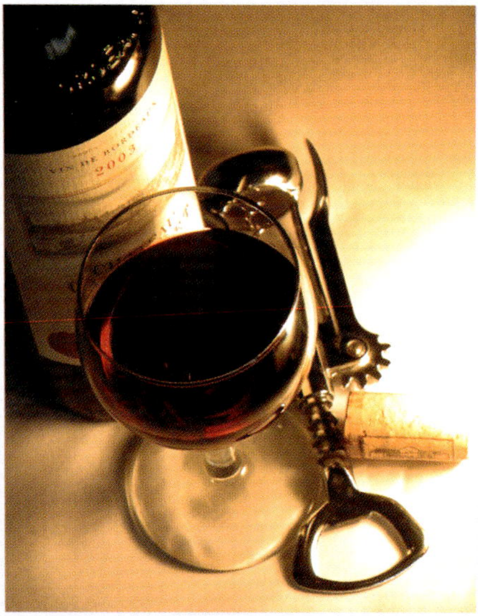

Heute bringen wir die mögliche günstige Wirkung eines Glas Weines mit einer verbesserten Esskultur in Verbindung: Wer in entspannter Atmosphäre bei einem ausgewogenen, leckeren Essen ein Glas Wein genießt, bereichert den kulinarischen Genuss. Gewarnt werden muss dagegen einerseits vor isoliertem (also nicht zum Essen) sowie vor täglichem Alkoholkonsum: Regelmäßig in größeren Mengen konsumiert kann Alkohol zu Gesundheits- und Suchtproblemen führen.

Bedenken Sie vor allem auch, dass Alkohol fast so viele Kalorien wie Fett hat. Bei Übergewicht empfiehlt es sich, in der ersten Behandlungsphase auf Alkohol ganz zu verzichten. Diese Kalorieneinschränkung hilft, Ihr Körpergewicht sofort zu reduzieren.

Das müssen Sie bei Alkohol beachten

- Alkohol wird zur einen Hälfte oxidiert, zur anderen in Form von Fett gespeichert – Vorsicht also bei Übergewicht!
- Ein Glas Wein kann ein gutes Essen noch bereichern. Aber regelmäßiger Alkoholgenuss kann zu gesundheitlichen Problemen und Sucht führen.
- Alkohol auf leeren Magen kann bei Tabletten- oder Insulinbehandlung zu einer Unterzuckerung (Hypoglykämie) führen, weil sich die Blutzuckerbildung in der Leber verzögert.

◀ Ein Glas Wein zum Essen ist erlaubt.

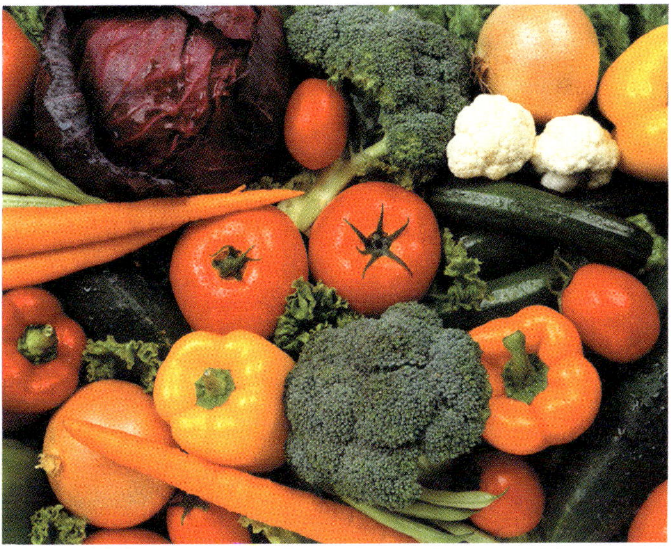

◀ Für Raucher besonders wichtig: reichlich Antioxidanzien in der Ernährung.

Rauchen verursacht massiv freie Radikale im Körper, die gesundheitsschädliche Oxidationsreaktionen, z. B. an LDL-Fettpartikeln, auslösen können. Dies erhöht das Risiko für Krebs (besonders Lungenkrebs) und Fettablagerungen in den Innenschichten der Arterien, was Thrombosen und Herz-Kreislauf-Krankheiten begünstigt. Um sich gegen die vermehrt auftretenden freien Radikale besser zu schützen, ist die Ernährung mit genügend Antioxidanzien wie Vitamin C, Karotinoiden, Vitamin E besonders wichtig. Früchte, Gemüse und hochwertige, ungesättigte Pflanzenöle sind die wichtigsten natürlichen Quellen aus der Nahrung. Rauchen und eine qualitativ ungenügende Ernährung – wenig Früchte und Gemüse, dafür viel raffinierte Lebensmittel, Zucker und Butter – schaden dem Körper gleich doppelt.

Die große Bedeutung des Herzinfarkts in der westlichen Zivilisation veranlasste eine englische Studiengruppe, die Ernährungsgewohnheiten bei Rauchenden zu untersuchen. Die Resultate ergaben, dass sich Nichtraucher in der Regel ausgewogener und gesünder ernähren. Raucher nehmen im Gegensatz zu Nichtrauchern aufgrund veränderter Essgewohnheiten weniger Antioxidanzien auf. Sie konsumieren mehr verarbeitete Lebensmittel, Zucker und Butter und einen geringeren Anteil an Fasern, pflanzlichen Fetten und Eiweißen, Früchten und Gemüsen.

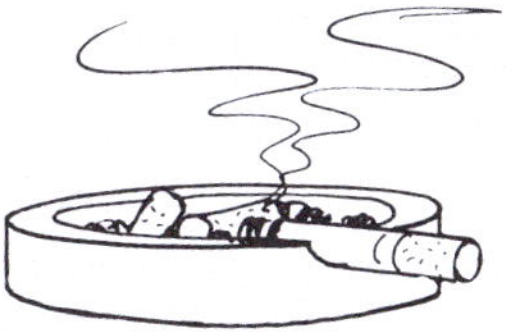

Ernährung bei Diabetes

Die Bezeichnung »Diabetikerprodukt« darf in der Schweiz nicht verwendet werden, damit nicht der Eindruck entsteht, diese Produkte seien für die Gesundheit der Diabetiker besonders geeignet.

»Diabetikerprodukte«

Die Nahrungsmittelindustrie hat auf den Zuwachs an DiabetikerInnen in der Bevölkerung reagiert und zahlreiche »Diabetikerprodukte« bzw. »Diätprodukte für Diabetiker« auf den Markt gebracht. So werden beispielsweise Gebäck, Schokolade oder Konfitüre angeboten mit dem Zusatz »zur besonderen Ernährung bei Diabetes mellitus im Rahmen eines Diätplanes« (Deutschland) oder »Unter Anrechnung in der Diät für Diabetiker verwendbar« (Schweiz). Diese Produkte enthalten meist Fruchtzucker (Fruktose) sowie Zuckeraustauschstoffe (z. B. Sorbit) und Süßstoffe, aber oftmals – wenn auch vermindert – Zucker. Zudem enthalten sie viel Fett. Tatsächliche gesundheitliche Vorteile der Diabetikerprodukte sind nicht nachgewiesen. Zudem können schon geringe Mengen an bestimmten Zuckeraustauschstoffen wie Sorbit und Isomalt zu Blähungen und Durchfall führen!

WISSEN

Vorsicht bei so genannten »Diabetikerprodukten«

- Denken Sie daran, dass auch »Diabetikerprodukte« den Blutzucker erhöhen, und berücksichtigen Sie dies entsprechend.
- Weit verbreitet ist der Irrglaube, Diabetikerschokolade sei weniger kalorienreich als »normale«. Dies ist falsch. Der hohe Fettgehalt normaler Schokolade kann bei Diabetikerschokolade noch höher liegen, sodass diese zumindest genauso, wenn nicht sogar kalorienreicher ist.
- Häufig bekommt man (beispielsweise in Bäckereien) die Auskunft, »im Diabetikerkuchen sei kein Zucker, den könne man unbedenklich essen«. Es gibt – leider – keinen Kuchen und kein Gebäck, das nicht den Blutzucker beeinflusst. Der Konsum dieser »für Diabetiker geeigneten Produkte« darf Sie nicht im Glauben wiegen, Ihr Blutzucker – ebenso Ihre Blutfette und Ihr Gewicht – würde nicht beeinflusst!
- Die meisten Süßigkeiten enthalten zu viel Fett und Zucker. Die obligatorischen Nährwertdeklarationen bei verpackten Lebensmitteln nennen Ihnen die genauen Zahlen: So enthalten die »feinen« Haferbiskuits 30 g Fett pro 100 g. Wählen Sie daher die fettarmen mit 5–10 g Fett pro 100 g. Gerade bei Süßigkeiten gilt: Weniger ist mehr!

Der Ernährungsplan

Die Grundlage einer gesunden und ausgewogenen Ernährung ist die ausführliche Information und Beratung unter Einbezug der ganzen Familie oder Lebensgemeinschaft. Lassen Sie sich daher eingehend und fachgerecht in einer individuellen Ernährungsberatung informieren. Nehmen Sie sich für einige Beratungen sowie eine jährliche Aktualisierung Zeit.

Zusammen mit der Ernährungsberaterin schlägt der Arzt oder die Ärztin unter Berücksichtigung Ihrer persönlichen Bedürfnisse vor, wie viel Energie – gemessen in Stufen von z. B. 1200, 1600, 2000 und 2400 Kalorien – täglich zugeführt werden soll. In der Ernährungsberatung werden die Kohlenhydrate der Nahrung so verteilt, dass hohe Blutzuckeranstiege, wie sie eine oder zwei größere Mahlzeiten pro Tag verursachen, vermieden werden. Es wird außerdem versucht, erhöhte Blutfettwerte abzubauen. Zur Umsetzung in die Praxis kann ein leichtverständliches Verteilersystem der verschiedenen Kohlenhydrate, Eiweiße und Fette benutzt werden, mit dem Sie Ihren Menüplan individuell gestalten können. Unser Ernährungsplan (e-plan) verhindert ein zu starkes Ansteigen des Blutzuckers nach einer Mahlzeit – mit oder ohne Medikamente:

Der Ernährungsplan (e-plan)

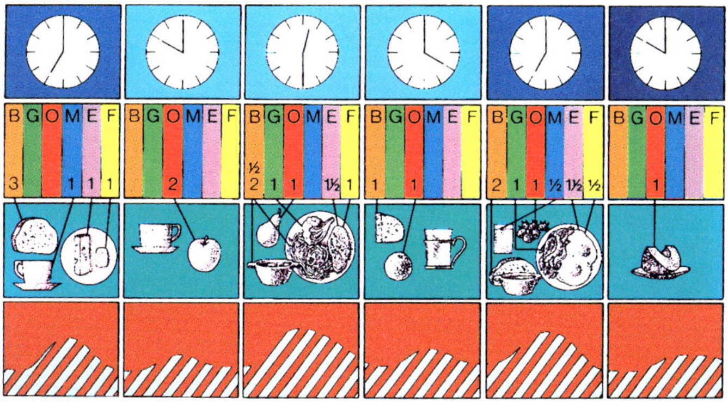

◀ B = Brotwert,
G = Gemüsewert,
O = Obstwert,
M = Milchwert,
E = Eiweißwert,
F = Fettwert
Zahlen: 10 g Kohlenhydrat-, Eiweiß-, Fettwerte

Ernährung bei Diabetes

Beispiele für Kalorienpläne

kcal	1200	1600	2000	2400
Frühstück				
BW (Brotwerte)	2	3	4	5
MW (Milchwerte)	1	1	1	1
EW (Eiweißwerte)	–	–	1	1
FW (Fettwerte)	$^1/_2$	1	1	1
Zwischenmahlzeit				
OW (Obstwerte)	1	1	1	1
Mittagessen				
BW	2	3	4	5
reichlich GW (Gemüsewerte)*	frei	frei	frei	frei
OW	1	1	1	1
EW	2	2	2	$2^1/_2$
FW	$^1/_2$	1	1	1
Zwischenmahlzeit				
OW	1	1	2	2
Abendessen				
BW	2	3	4	5
reichlich GW*	frei	frei	frei	frei
OW	1	1	1	1
MW	$^1/_2$	1	1	1
EW	$1^1/_2$	$1^1/_2$	2	$2^1/_2$
FW	$^1/_2$	$^1/_2$	$^1/_2$	1
Spätimbiss				
OW	–	1	1	2
MW	1	1	1	1

▲ Empfehlung: Die Ernährung bei Diabetes am besten kohlenhydratreich mit viel Gemüse und Obst. * Für Diabetiker sind pro Mahlzeit durchschnittlich 10 g GW-Kohlenhydrate berechnet.

Das 10-Gramm-Wertesystem

Bewährt hat sich seit den 60er Jahren ein Schweizer Wertesystem (»e-plan.Ernährungssystem« des Autors), das die Nahrung in 10-Gramm-Kohlenhydrat-, Eiweiß- und Fettportionen angibt: 1 Wert eines beliebigen Produktes enthält immer 10 g Kohlenhydrate bzw. Eiweiß bzw. Fett und wird als Gewichtsportion für die 200 wichtigsten Nahrungsmittel in Austauschlisten aufgeführt. In der deutschsprachigen Schweiz werden Kohlenhydrate nebst den Brotwerten (BW) weiter in Obst-, Gemüse- und Milchwerte (OW, GW und MW) unterteilt (siehe unten).

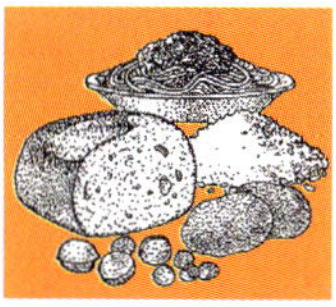

BW = Brotwerte

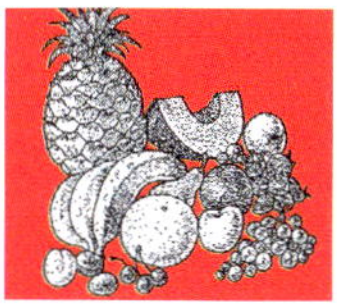

OW = Obstwerte

In Deutschland und Österreich sind Broteinheiten (BE) mit 10–12 g Kohlenhydraten gebräuchlich. Dieses System bezieht sich ausschließlich auf die Kohlenhydrate eines Nahrungsmittels und ist im Lebensmittelgesetz für die Deklaration verpackter Lebensmittel vorgeschrieben. Neu wird auch der Begriff Kohlenhydrateinheiten (KE) verwendet.

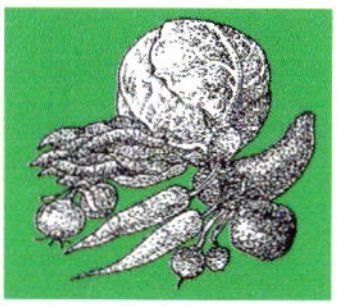

GW = Gemüsewerte

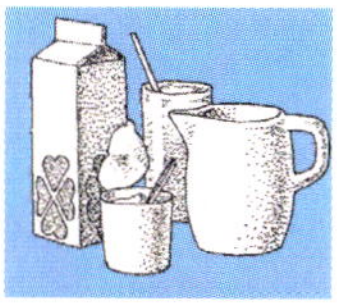

MW =Milchwerte

Die Ernährungspyramide

Die über den Tag verzehrten Lebensmittel werden im Mahlzeitenplan des e-plan.Ernährungssystems in austauschbaren Werten (1 Wert entspricht 10 g verwertbaren Kohlenhydraten bzw. Eiweiß bzw. Fett) angegeben. Jeder Wert entspricht einer bestimmten Portion, deren Gewicht in der Austauschtabelle gefunden wird. Es gibt sechs Wertegruppen, die entsprechend ihres Anteils an der täglichen Gesamtenergie als Pyramide dargestellt werden. Die Brotwerte bilden dabei die Basis, die eher mit Zurückhaltung zu konsumierenden Fettwerte die Spitze:

- Brotwerte (BW) liefern Kohlenhydrate: Brot, Kartoffeln, Teigwaren, Reis, Hülsenfrüchte u. a.
- Gemüsewerte (GW): Gemüse, Salate, Gemüsesäfte
- Obstwerte (OW): Früchte, Dörrobst, ungezuckerte Fruchtsäfte

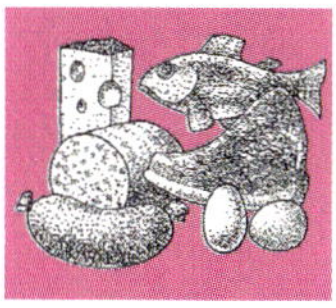

EW = Eiweißwerte

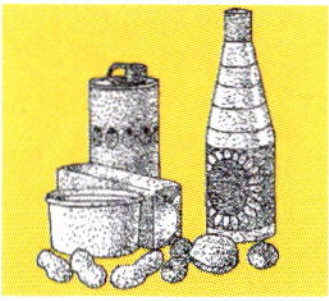

FW = Fettwerte

Ernährung bei Diabetes

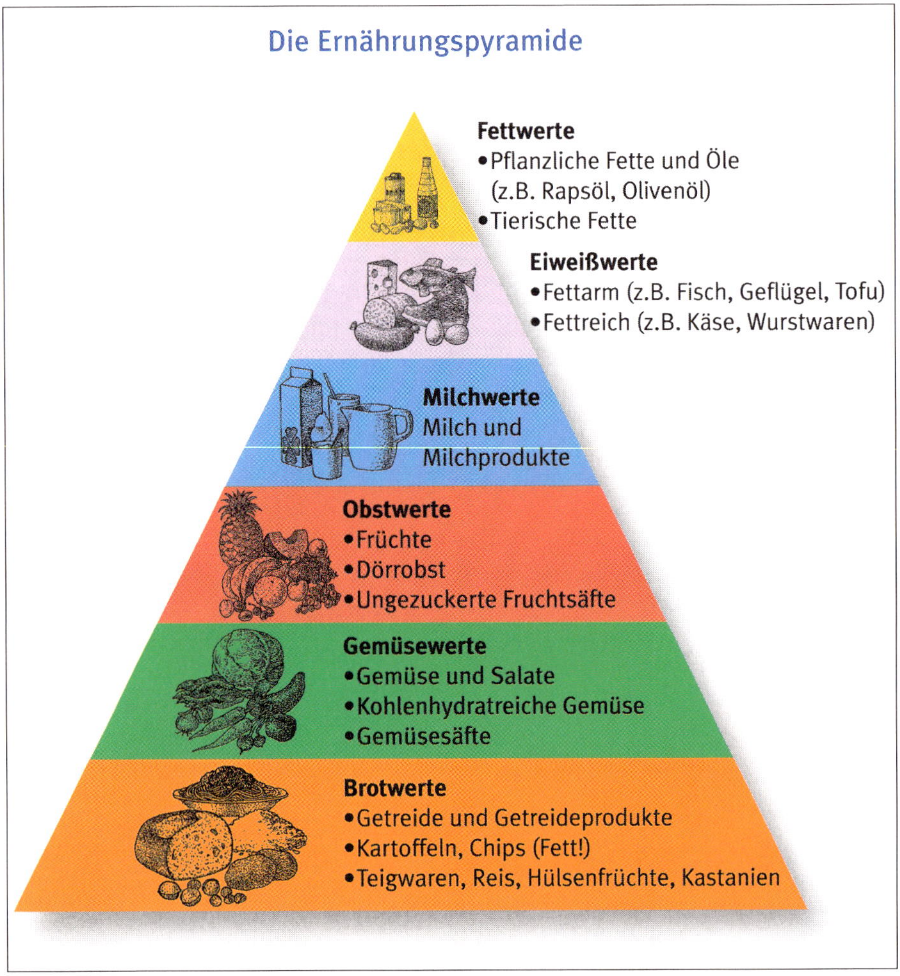

▲ Die Basis bilden Brot-, Gemüse- und Obstwerte.

- Milchwerte (MW) liefern Kohlenhydrate, aber auch Eiweiß und Fett: Milch, Jogurt, Quark u. a.
- Eiweißwerte (EW) liefern Eiweiß und Fett: Fleisch, Geflügel, Fisch, Käse, Ei, Tofu
- Fettwerte (FW): pflanzliche Fette und Öle (z. B. Rapsöl, Olivenöl), tierische Fette (z. B. Butter); Fettwerte sollten nur sparsam enthalten sein (auch weniger Fleisch!).

Die Austauschtabelle des e-plan. Ernährungssystems hilft Ihnen, Ihre Ernährung abwechslungsreich zu gestalten. Sie gibt an, wie viel Gramm eines Lebensmittels einem Brot-, Gemüse-, Obst-, Eiweiß-, Milch- oder Fettwert entsprechen. Innerhalb einer Gruppe (gleiche Farbe) können die Lebensmittel beliebig ausgetauscht werden. Der Nährstoffgehalt der Lebensmittel ist je nach Herkunft, Jahreszeit, Aufbewahrung und Verarbeitung Schwankungen unterworfen. Die Gramm-Angaben für die einzelnen Werte sind als Durchschnittswerte zu verstehen und sind gerundet.

Info

Das »e-plan.Ernährungssystem« (siehe Seite 172)stützt sich auf die 1999 veröffentlichen Empfehlungen der Arbeitsgruppe »Ernährung und Diabetes« der European Association for the Study of Diabetes (EASD) zur Verteilung der Nahrungsenergie:

- 50 % aus nahrungsfaserreichen Kohlenhydraten
- 30 % Fett mit wenig gesättigten Fettsäuren durch geringeren Fleischkonsum
- 20 % Eiweiße, bevorzugt aus pflanzlichen Quellen

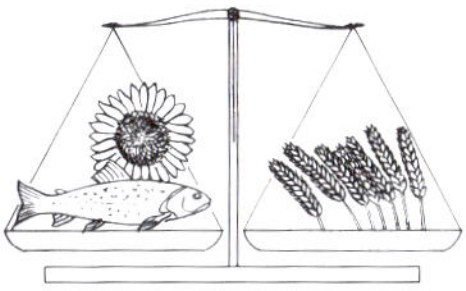

Idealerweise macht der Kohlenhydratanteil die Hälfte der Tagesenergie (50 %) aus, die übrigen 50 % sollten aus vorwiegend pflanzlichen Ölen/Fetten (30 %) und pflanzlichem Eiweiß (20 %) bestehen.

Zumindest am Anfang hat sich der Einsatz einer Waage als sehr lehr- und hilfreich erwiesen: Auf diese Weise ist es einfach, »Erfahrungswerte« für die Einschätzung des Nährwertgehalts der Lebensmittel zu sammeln. Später können die Portionen dann mit dem Auge, mit der Hand und dem Verstand bestimmt werden. Von Zeit zu Zeit sollte man sich und seine Kenntnisse durch Abwägen kontrollieren und eventuell erneut »üben«.

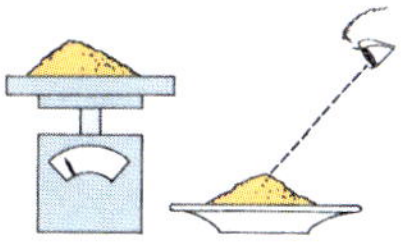

▲ Mit der Zeit lernen Sie, mit dem Auge »Maß zu nehmen«.

Ernährung bei Diabetes

Einstieg in die gesunde Ernährung

Vollwertige Ernährung ist für alle wichtig, besonders aber für DiabetikerInnen. Heute gilt sie allgemein zur Vorbeugung von Herz-Kreislauf-Krankheiten, z. B. Herzinfarkt oder Bluthochdruck. Während der letzten Jahrzehnte sind diese Ernährungsempfehlungen – viel faserreiche Kohlenhydrate, bewusst fettarme Kost und sparsamer Alkoholgenuss – als Ernährungsgrundlage nicht nur für alle Diabetestypen sowie zur Prävention von Stoffwechselkrankheiten übernommen worden, sondern sie werden allen empfohlen, die sich gesund ernähren möchten. Die für den Blutzuckerverlauf günstigen ballaststoffreichen Getreideprodukte wirken zudem als Schutzfaktoren gegen Darmkrebs und möglicherweise Brustkrebs.

Info

Die ideale Ernährung (nicht nur bei Diabetes):

- Viel Gemüse, Obst und Vollkornprodukte (5-mal täglich, vielfältig und abwechslungsreich.
- Wenig Fett bzw. Öl. Mehr pflanzliche Öle, weniger tierische Fette.

Empfohlene Tagesmengen

Stärkereiche Nahrungsmittel

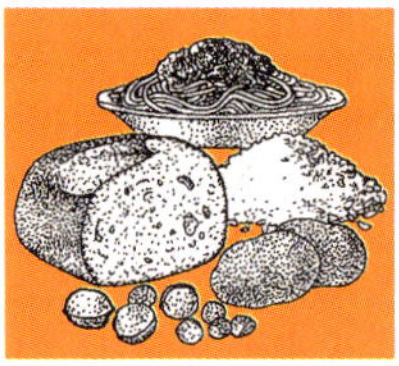

- 50–100 g Vollkornbrot oder 50 g Haferflocken (roh und ungezuckert)
- 200 g Kartoffeln
- 150 g Getreideprodukte: Reis, Spagetti, Mais, Hirse; Hülsenfrüchte (gekocht)

Die Gesamtmenge stärkereicher Nahrungsmittel verteilen Sie am besten auf drei Haupt- und zwei bis drei Zwischenmahlzeiten.

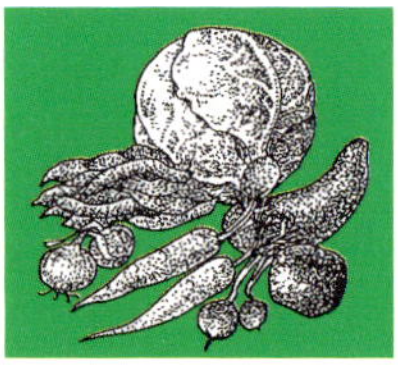

Gemüse: Beliebige Gemüse und Salate; davon können Sie zum Mittag- und Abendessen reichliche Mengen genießen. So werden Sie satt, führen sich Vitamine und Mineralstoffe zu und regeln die Verdauung.

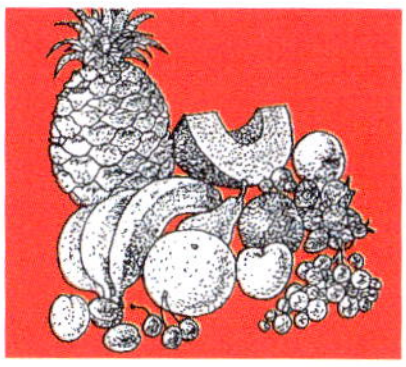

Obst: 200–400 g Obst oder Beeren. Bevorzugen Sie dabei einheimisches Obst, z. B. Äpfel, Birnen, Beeren. Obst ist als Dessert und Zwischenmahlzeit geeignet. Süße Sorten, wie Bananen, Weintrauben, Kirschen, Zwetschgen oder Trockenobst, können den Blutzucker rasch erhöhen. Sie sind deshalb besonders bei Bewegung und Sport zu empfehlen.

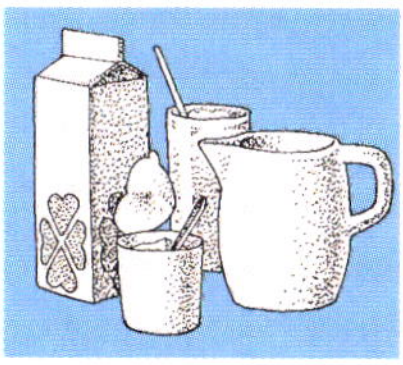

Milch: $1/2$ l Milch. Milch und Milchprodukte (inkl. Käse) sind für die tägliche Kalziumzufuhr notwendig. Zur Abwechslung kann 1 Glas Milch (0,2 l) gegen 1 Becher Jogurt/Kefir ausgetauscht werden.

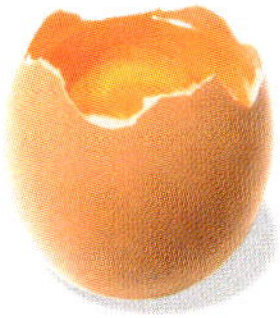

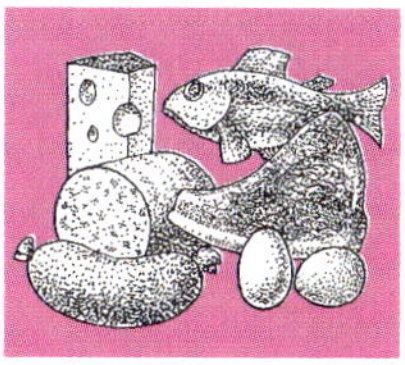

Fleisch/Fisch/Käse/Eier

- 150–200 g Fleisch/Fisch/Geflügel
- 50 g Käse
- 1 Ei

Bevorzugen Sie fettarme eiweißhaltige Nahrungsmittel. Wenn Sie 1- bis 2-mal Fisch pro Woche essen, senken Sie damit das Risiko für Herz-Kreislauf-Erkrankungen: Seefische wie Hering, Makrele und Lachs enthalten Omega-3-Fettsäuren, die Arteriosklerose vorbeugen.

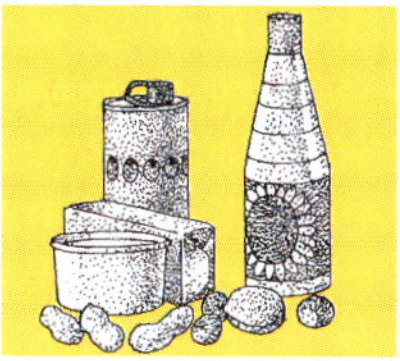

Fett/Öl

- 15–20 g tierisches Fett, z. B. Butter
- 15–20 g pflanzliches Fett wie Olivenöl, Rapsöl, Erdnussöl, Sonnenblumenöl

Grundsätzlich sollten Sie wenig Fett verwenden, besonders bei Übergewicht, Bluthochdruck und zu hohem Cholesterinspiegel. Benutzen Sie Olivenöl, es hat eine günstige Wirkung auf die Herzkranzgefäße. Und bitte denken Sie daran, dass Süßigkeiten und Gebäck in der Regel sehr viel Fett enthalten!

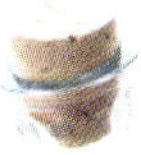

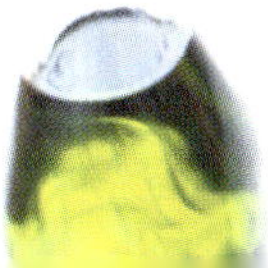

Ernährung bei Diabetes

So könnte Ihr Speiseplan aussehen

Mahlzeit	Traditionell ca. 1800 kcal (7500 kJ)	Vollwert ca. 1500 kcal (6300 kJ)
Frühstück	2–3 Stück Brot 10 g Butter 1–2 Teelöffel Konfitüre Milchkaffee mit 0,2 l Milch	Müsli mit 3–4 Esslöffel Haferflocken, etwas Fruchtzucker zum Süßen, 0,2 l Milch, 1/2 Portion Obst Tee/Kaffee
Zwischenmahlzeit	1 Portion Obst	1 Portion Obst
Mittagessen	ca. 100 g Fisch oder Fleisch 2–3 mittlere Kartoffeln/ 1/2 Tasse Reis, Mais (roh), 3/4 Tasse Hülsenfrüchte (roh)/ 150 g Spagetti (gekocht) reichlich Gemüse 1 Portion Obst Wasser/Mineralwasser	Sandwich aus 50–100 g Vollkornbrot mit wenig Butter 1 Portion Fleisch/Thunfisch/Käse Tomate, Gurke, Karotten 1 Portion Obst/0,2 l Fruchtsaft Wasser/Mineralwasser
Zwischenmahlzeit	1 Stück Brot mit Käse/ 1 Portion Obst	1 Jogurt natur, fettarm
Abendessen	2–3 Stück Brot 1 Portion Fleisch/Fisch/Käse/Ei 10 g Butter Salat 1 Portion Obst Kaffee mit 0,2 l Milch	Risotto aus 1/2 Tasse Reis (roh) mit Gemüse oder Pilzen und Reibekäse Salat 1 Portion Obst Kräutertee
Spätmahlzeit	2 Stück Knäckebrot mit Quark	2 Stück Knäckebrot mit Quark

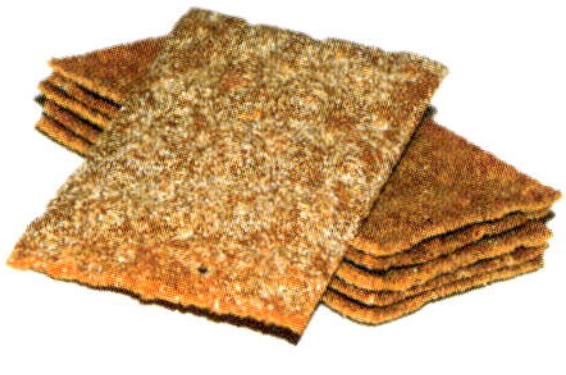

Die Zubereitung der Nahrung

Nicht nur die Auswahl der Nahrungsmittel, sondern auch ihre Zubereitung ist entscheidend. Die Ernährungsberaterin kann Ihnen genau erläutern, warum 50 g Stärke als Kartoffelpüree einen höheren Blutzuckeranstieg ergibt als die gleiche Stärkemenge in Form von Pellkartoffeln; warum 2 dl Apfelsaft gleich viel Zucker und Zuckerarten enthalten wie ein Apfel mit einem Gewicht von 200 g, den Blutzucker aber schneller ansteigen lassen, und warum die stärkereichen Spagetti einen weniger hohen Blutzucker verursachen als Brot: Je faserreicher die Kost, also je vollwertiger und naturbelassener die Ernährung, desto tiefer ist der glykämische Index (siehe auch Seite 62) und desto langsamer und geringer fällt der Blutzuckeranstieg aus – und desto besser für Sie!

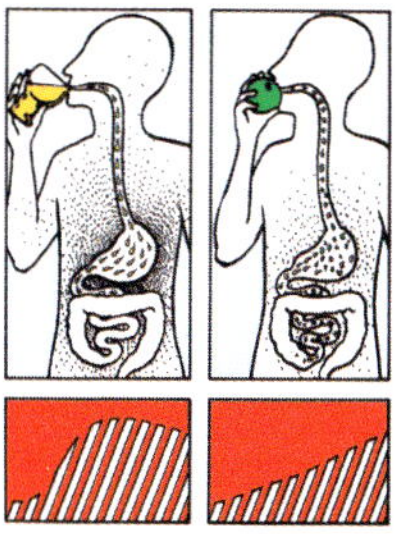

▲ Ein Apfel hat einen günstigeren GI als Apfelsaft.

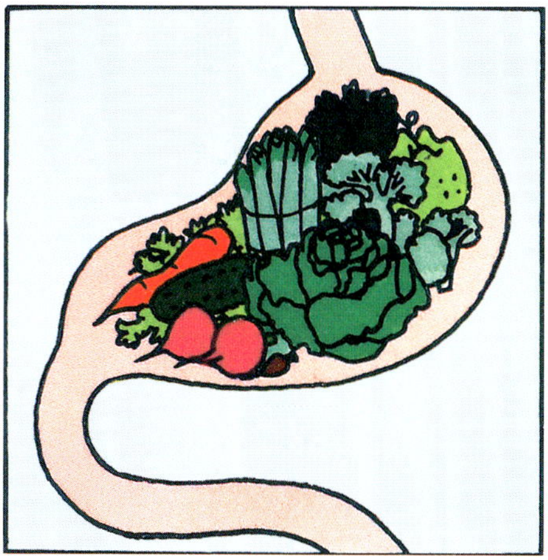

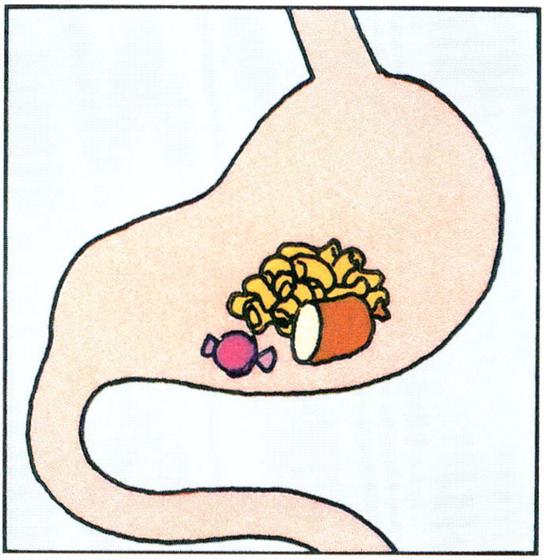

▲ Eine Mahlzeit mit reichlich Salat und Gemüse ist nicht nur wegen des geringeren Fett- und hohen Fasergehalts günstig für den Blutzucker, sondern sättigt auch länger als eine fettreiche Mahlzeit.

Ernährung bei Diabetes

WISSEN

Gesunde Ernährung ist ganz einfach

- Ernähren Sie sich fettarm zur Entlastung des Herz-Kreislauf-Systems. Essen Sie täglich weniger Fett, dafür genügend Kohlenhydrate.
- Vermeiden Sie stark zuckerhaltige Produkte, die einen schnellen Blutzuckeranstieg erzeugen. Ballaststoffreiche Getreideprodukte mit niedrigem Glykämie-Index bremsen den Blutzuckeranstieg.
- Streben Sie Ihr Normalgewicht an: Jedes Gramm sichtbares oder verstecktes Nahrungsfett bildet 1 g Körperfett.
- Benutzen Sie am Anfang eine Waage, bis Sie die Portionen richtig einschätzen können. Dies hilft Ihnen, böse Überraschungen zu vermeiden und Sicherheit im Abschätzen der Werte (z. B. für Restaurantbesuche) zu gewinnen.
- Empfohlene Verteilung der Grundnährstoffe als Anteil des täglichen Energiebedarfs:

Kohlenhydrate	50 %
Eiweiß	20 %
Fett	30 %

Essen mit Genuss

Die traditionelle Küche der Mittelmeerländer steht in Zusammenhang mit geringerer Herzinfarkthäufigkeit und höherer Lebenserwartung. Daraus lassen sich die folgenden Zutaten für eine gesunde und genussvolle Ernährung ableiten:

- Viel Gemüse in verschiedenen Farben
- Ausgewählte Getreideprodukte
- Hochwertiges Olivenöl
- Großzügig Gewürze, wenig Salz
- Wenig tierische Fette
- Wenig Fleisch, aber gelegentlich Fisch
- Wenig Zucker, dafür eine Vielfalt von Früchten
- Erfahrung von Generationen
- Liebe und Zeit zum Kochen
- … und eine entspannte Atmosphäre bei Tisch, auch mit etwas Wein.

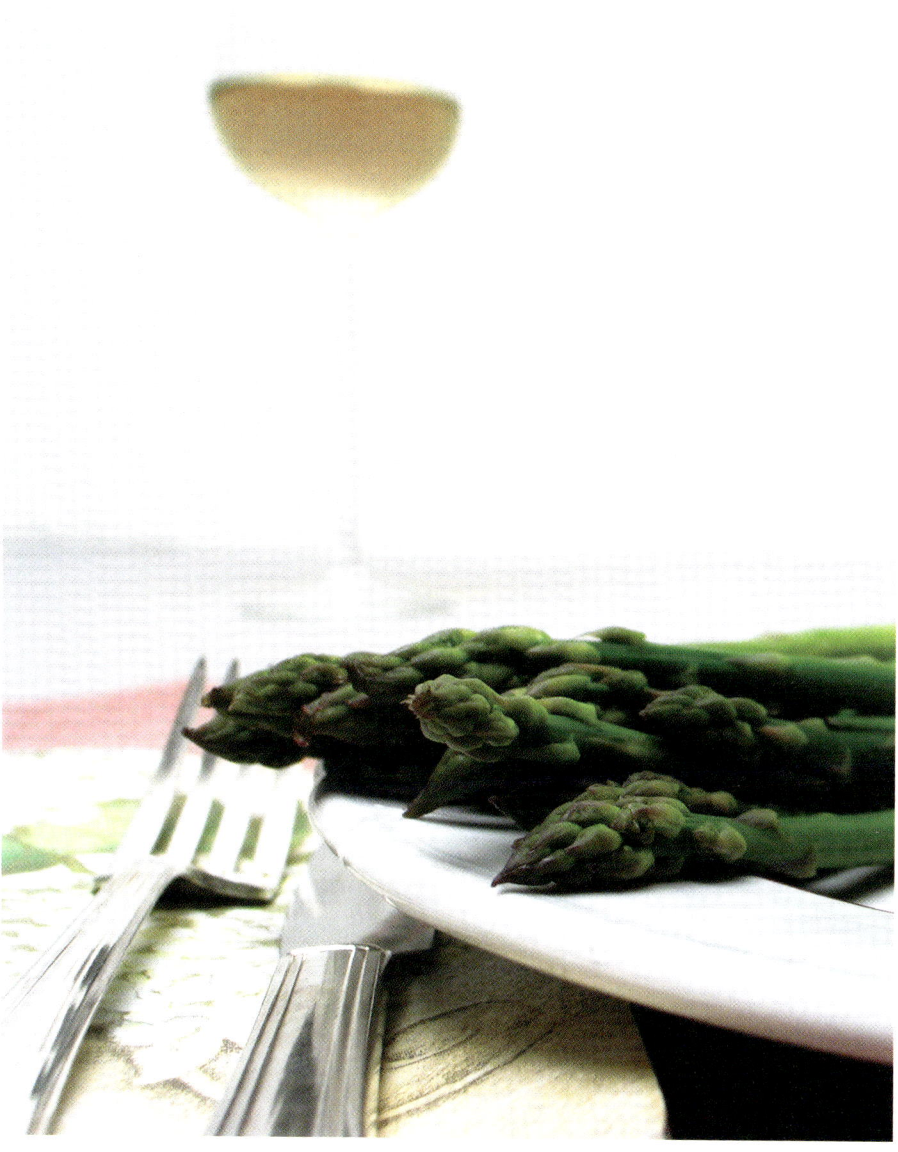

Wie Ernährung, Insulin und Blutzucker zusammenhängen

Die Behandlung eines Typ-2-Diabetes orientiert sich daran, was beim Gesunden automatisch passiert. Dies gilt sowohl für die Ernährungs- als auch für die Tabletten- und Insulintherapie: Bei jeder dieser Behandlungsformen wird versucht, den körpereigenen Regelungsprozess zu imitieren, indem die natürlichen (physiologischen) Vorgänge und Mechanismen berücksichtigt werden.

Damit Sie also verstehen, wie Ihre Behandlung funktioniert und auf welcher Grundlage sie basiert, sollten Sie wissen, in welchem Zusammenhang Ernährung, Insulin und andere Hormone sowie Tageszeiten mit dem Blutzucker stehen.

Vereinfacht kann man sagen: Glukose aus Stärke oder einfachem natürlichem Zucker lässt den Blutzucker ansteigen, Insulin (körpereigenes oder zugeführtes) senkt ihn wieder. Durch einen Regelungsmechanismus im Körper wird dieses Zusammenspiel von Glukose, Insulin und Glukagon normalerweise automatisch gesteuert und der Blutzucker immer in einem gewissen Rahmen gehalten. Da bei Diabetes dieser Automatismus gestört ist bzw. vorübergehend völlig versagt, sind vier Dinge im Hinblick auf die Behandlung besonders wichtig:

1 Blutzuckerschwankungen

Auch der Blutzuckerverlauf eines Gesunden unterliegt Schwankungen, denn die automatische Steuerung des Körpers hält den Blutzucker nicht auf einem konstanten Niveau. So stellt man beim Gesunden nach dem Essen einen Anstieg des Blutzuckers fest, gelegentlich auch einige Stunden nach der Mahlzeit einen spürbaren Abfall des Blutzuckers ähnlich einer Hypoglykämie! Der Steuerungsmechanismus des Körpers verhindert allerdings, dass der Blutzucker einen bestimmten Wert überschreitet, indem er automatisch Insulin ausschüttet. Dies funktioniert bei Typ-1-Diabetes nicht, bei Typ-2-Diabetes nur mehr oder weniger verlangsamt.

2 Zeitliche Verzögerung

Die Wirkung des körpereigenen Insulins wird beim Gesunden automatisch so gesteuert, dass sie einen ausgeglichenen Blutzuckerverlauf ergibt. So wird beispielsweise der Wirkungshöhepunkt des Insulins zeitlich optimal auf die Wirkung der zugeführten Kohlenhydratmenge ausgerichtet. Wenn beim Typ-2-Diabetes das Insulin erst »künstlich« (durch Tabletten) stimuliert werden muss, nimmt dies eine gewisse Zeit in Anspruch. Um die Wirkung des stimulierten Insulins also mit der Wirkung der Kohlenhydrate in Einklang zu bringen, muss man bereits vor dem Essen beginnen, die

Die 4 x 6-Stunden-Phasen der körpereigenen Insulinempfindlichkeit

Tageszeit	Insulinempfindlichkeit	Blutzucker
Vormittag (6–12 Uhr)	gering	steigt
Nachmittag (12–18 Uhr)	gut	sinkt
Abend (18–24 Uhr)	abgeschwächt	steigt
Nacht (24–6 Uhr)	ausgeprägt	fällt

Insulinausschüttung anzuregen. Konkret heißt das: Tabletten sollten etwa 10–15 Minuten vor dem Essen eingenommen, Insulin etwa 5–15 Minuten vorher injiziert werden. Diabetes ist somit je nach Blutzuckerhöhe eine Frage des »Timings« von Essen und Medikamenten.

Nach der Einnahme von Tabletten, welche die Insulinbildung anregen bzw. nach dem Spritzen von Insulin muss unbedingt gegessen werden, um einer Unterzuckerung (Hypoglykämie) vorzubeugen!

Die genannten »Vorlaufzeiten« sind nur eine allgemeine Richtlinie. Sie müssen vom Arzt/der Ärztin festgelegt werden, da jedes Präparat unterschiedlich schnell wirkt. Besonders bei den Insulinen gibt es sehr große Unterschiede im Wirkungseintritt.

3 Insulinsteuerung und Insulinempfindlichkeit

Die Wirkung des körpereigenen sowie des gespritzten Insulins ist nicht zu jeder Tageszeit gleich gut: Ganz normal und daher auch beim Gesunden vorhanden ist eine tageszeitenbedingte körpereigene Insulinempfindlichkeit. Das bedeutet, dass Insulin zu einer Tageszeit (z. B. am Nachmittag) besser wirkt als zu einer anderen (z. B. am Morgen). Grob kann die tageszeitbedingte Insulinwirkung in vier Phasen eingeteilt werden, wobei die Übergänge allerdings fließend sind (siehe Tabelle oben).

Während beim Gesunden die Anpassung wieder automatisch erfolgt, müssen DiabetikerInnen dieses Phänomen bei der Menge der Kohlenhydrate sowie der Medikamente (Insulin, Tabletten) beachten: So wirkt z. B. die gleiche Menge Insulin beim Frühstück deutlich schwächer und später als beim Mittagessen. Für die Umsetzung der Therapie ist das Wissen um die Insulinempfindlichkeit entscheidend: Nur so kann man verstehen, dass die Kohlenhydrat- und Medikamentendosis je nach Tageszeit angepasst werden muss.

4 Blutzuckerabfall und Gegenregulation

Bei absinkendem Blutzucker wird Glukagon aus dem Pankreas und Adrenalin aus der Nebenniere ins Blut abgegeben. Die beiden Hormone bauen sofort aus der Stärkereserve der Leber Glukose ab. Nicht immer gelingt es ohne Zuckerzufuhr von außen, das Blutzuckergleichgewicht zu halten. Die Ursache ist eine zu hohe Tabletten- oder Insulindosis, aber noch häufiger das Auslassen einer Mahlzeit oder Zwischenmahlzeit.

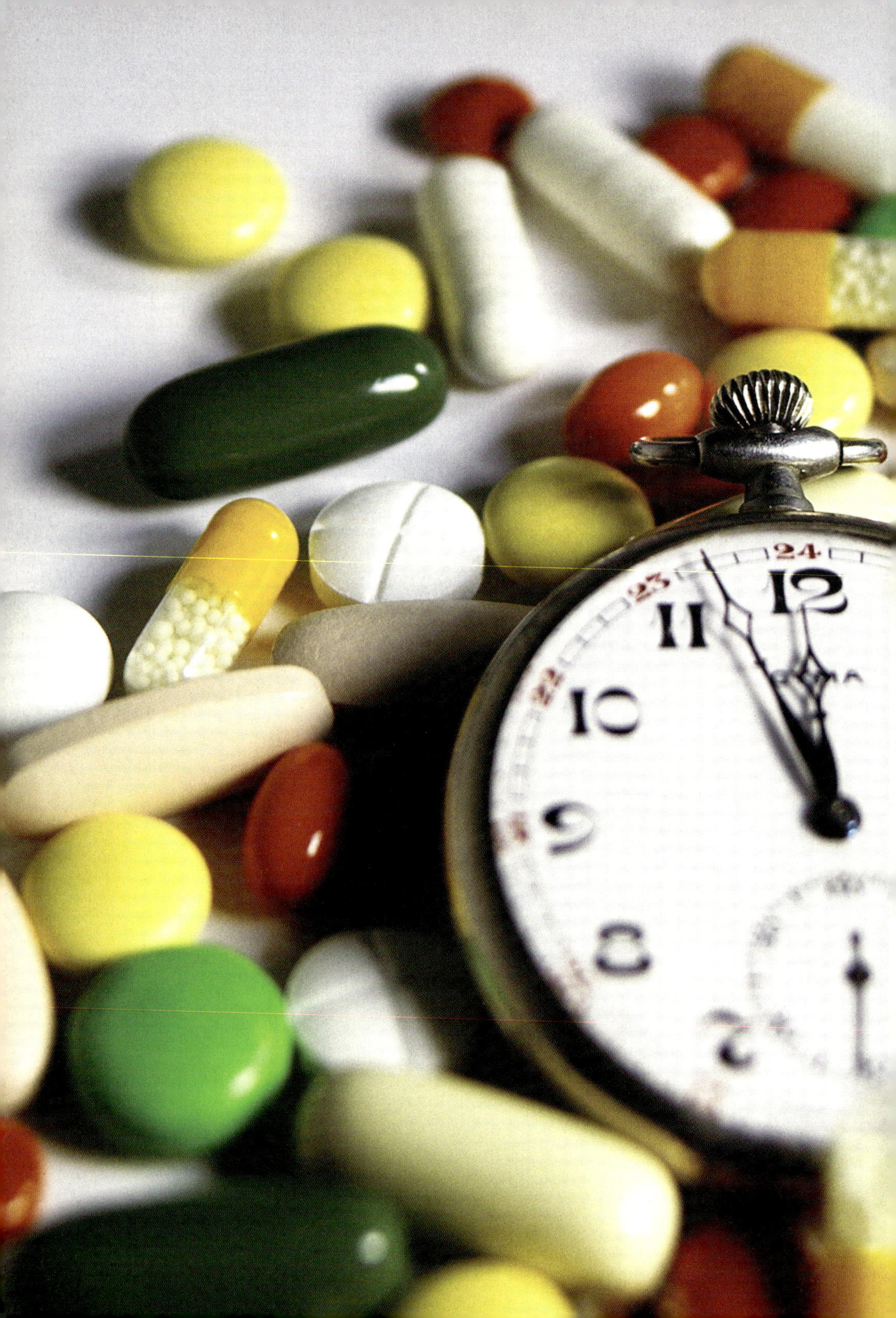
24
23
12
11
10
9
8
7

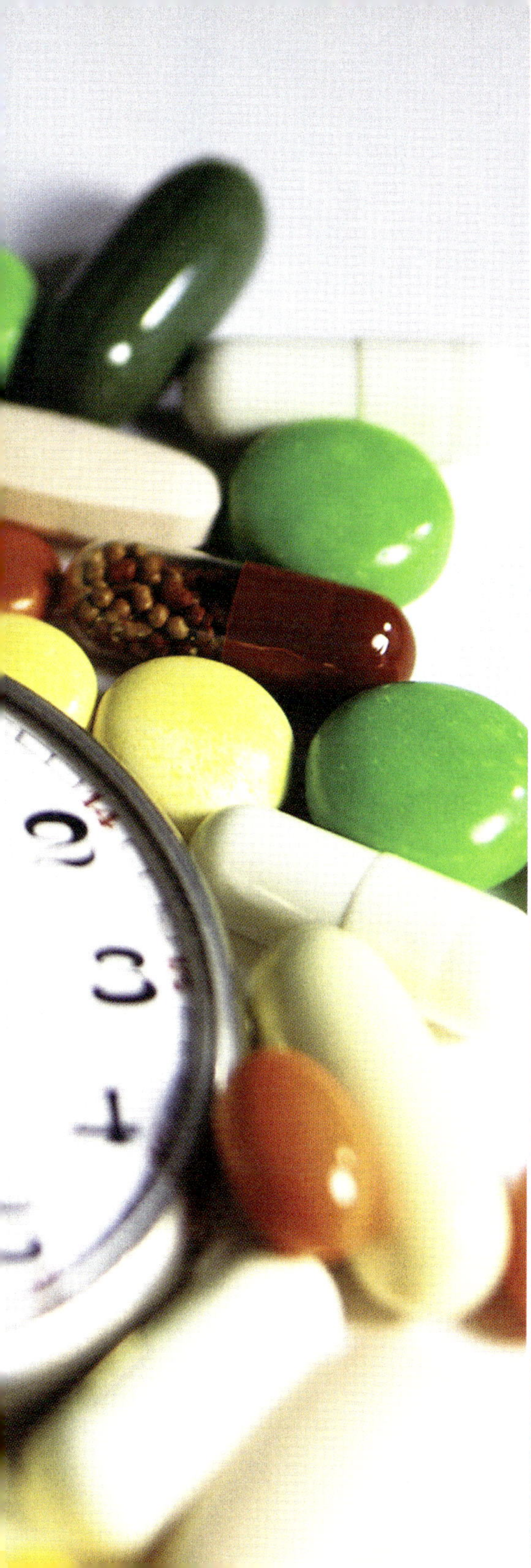

Behandlung mit Tabletten

Wenn Ernährungsanpassung und Bewegung alleine nicht mehr helfen, den Blutzucker zu senken, bilden häufig Tabletten den Einstieg in eine medikamentöse Behandlung des Diabetes. Mittlerweile stehen hierzu viele leistungsfähige Präparate zur Verfügung. Besonders gut wirken die Tabletten, wenn Sie sich weiterhin gesund ernähren und viel bewegen.

Behandlung mit Tabletten

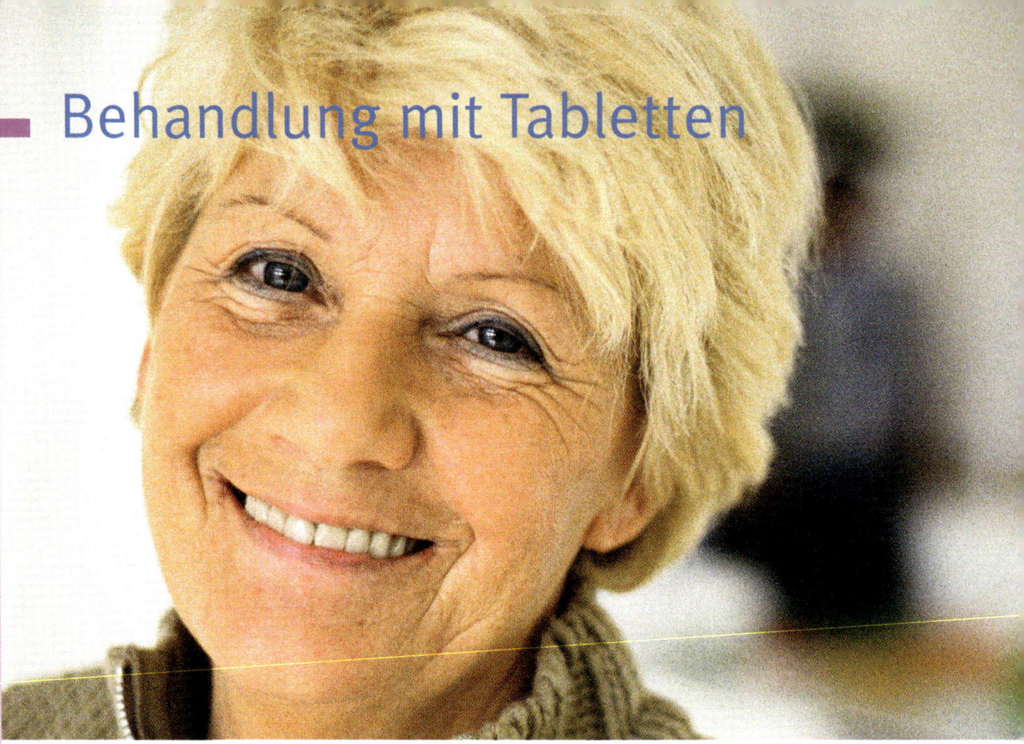

Blutzucker senken mit Tabletten

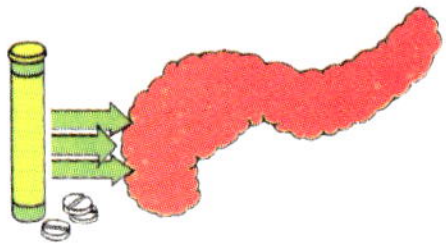

▲ Tabletten verstärken die Bildung und/oder die Wirkung des körpereigenen Insulins.

Blutzuckersenkende Tabletten (orale Antidiabetika) werden dann eingesetzt, wenn mit Ernährung und körperlicher Aktivität der Blutzucker nicht mehr genügend im Normbereich gehalten werden kann, also bei Werten, die regelmäßig ein bis zwei Stunden nach der Mahlzeit über 10 mmol/l =180 mg/dl liegen. Orale Antidiabetika verbessern die Insulinsekretion oder sensibilisieren den Körper für das noch vorhandene Insulin (»Sensitizer«). Sie sind jedoch kein »Schluckinsulin«, denn Insulin wird als Eiweißhormon im Verdauungstrakt sofort abgebaut.

Die Tabletten sind kein Ersatz für geregelte, angepasste Ernährung und ausreichende Bewegung! Ihre blutzuckersenkende Wirkung hängt im Gegenteil maßgeblich von der geeigneten Ernährung und möglichst regelmäßiger körperlicher Betätigung ab.

Es gibt zahlreiche ähnlich wirkende Tabletten zur Blutzuckersenkung. Zeigt ein Medikament nicht die gewünschte Wirkung, so empfiehlt es sich nicht, gleich auf ein anderes zu wechseln. Hier können Ihnen spezialisierte Ärzte und Ärztinnen weiterhelfen. Sie verfügen über Erfahrungen – auch mit neuen Produkten – und können am besten entscheiden, wie die Tablettenbehandlung durchgeführt werden soll oder ob eventuell eine Insulinbehandlung erforderlich ist.

Am Morgen (vor dem Frühstück) erfolgt eine im Vergleich zum Gesunden vermehrte Blutzuckerneubildung (durch Stärkeabbau in der Leber). Es dauert einige Stunden, bis die träge Bauchspeicheldrüse genügend Insulin abgibt, sodass sich der Blutzucker erst im Laufe des Tages normalisieren kann. Daher ist es sinnvoll, die Hauptdosis der Tabletten zum Frühstück einzunehmen.

▼ Die Aufnahme von Kohlenhydraten regt die Insulinausschüttung (= grün) an. Beim Typ-2-Diabetiker ist dieser Vorgang verzögert.

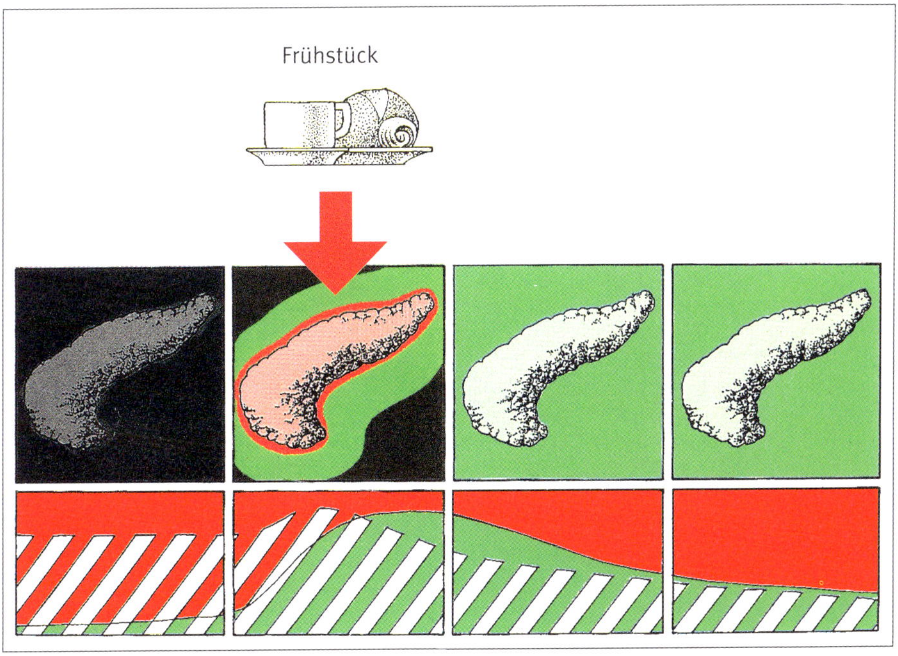

Behandlung mit Tabletten

WISSEN

Die gute Strategie bei Tablettenbehandlung

- Ernährungsempfehlungen weiterhin beachten.
- Aktivität und Bewegung beibehalten.
- Tabletten bei erhöhten Werten 10–15 Minuten vor dem Essen mit Flüssigkeit einnehmen.

Achtung

Bei Unterzuckerungssymptomen oder bei Auslassen der Mahlzeit keine Tabletteneinnahme!

Am Mittag sollte zunächst versuchsweise ohne Tabletten gegessen werden. Anhand einer Blutzuckerbestimmung im Laufe des Nachmittages kann so die Wirkung des im Laufe des Vormittags stimulierten Insulins überprüft werden. Ist der Wert zufriedenstellend, kann auf eine Tablette vor dem Mittagessen verzichtet werden.

Vor dem Abendessen wird oftmals – bedingt durch die schwindende Insulinempfindlichkeit – wieder eine Tablette notwendig. Es gelingt nur schlecht, am Abend oder vor dem Zubettgehen den erhöhten Blutzucker des folgenden Morgens mit Tabletten zu beeinflussen: Die Blutzuckerneubildung aus der Leber gegen Morgen ist zu stark.

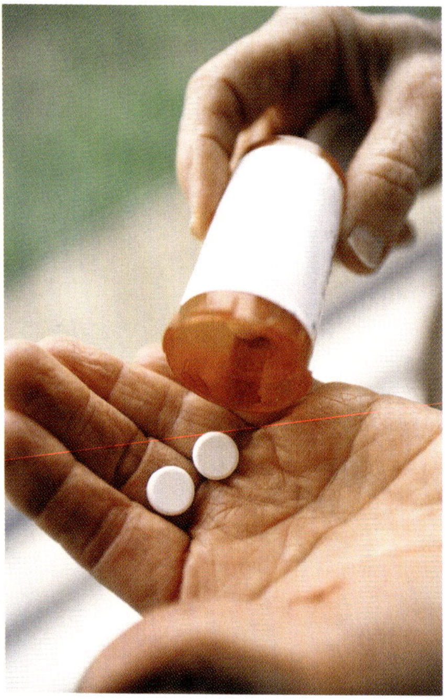

◄ Zwei Tabletten am Tag sind meistens ausreichend.

Ein erhöhter Blutzuckerspiegel am Morgen kann auch unter Tablettenbehandlung (Tablette zum Abendessen) auf eine nächtliche Hypoglykämie hindeuten: Das körpereigene, »echt menschliche« Insulin wirkt in der Nacht besonders gut. Eine abends eingenommene Tablette kann das bereits aktivierte Insulin nach Mitternacht zu stark wirken lassen, sodass eine Unterzuckerung im Laufe der Nacht auftreten kann.

Denken Sie bitte immer an die tageszeitbedingte Insulinempfindlichkeit (siehe auch Seite 85), die dazu führt, dass die Tabletten unterschiedlich gut wirken. Der Blutzuckerverlauf unter einer Tablettenbehandlung sollte möglichst folgendermaßen aussehen:

Optimale Blutzuckerwerte

Tageszeit	Blutzucker		Körpereigene Insulinempfindlichkeit
	mmol/l	mg/dl	
vor dem Frühstück	5–8	90–140	deutlich herabgesetzt
vormittags	8–12	140–220	vermindert
nachmittags	6–8	110–140	erhöht
abends	8–12	140–220	wieder reduziert
nachts	4–6	70–110	gut bis sehr gut

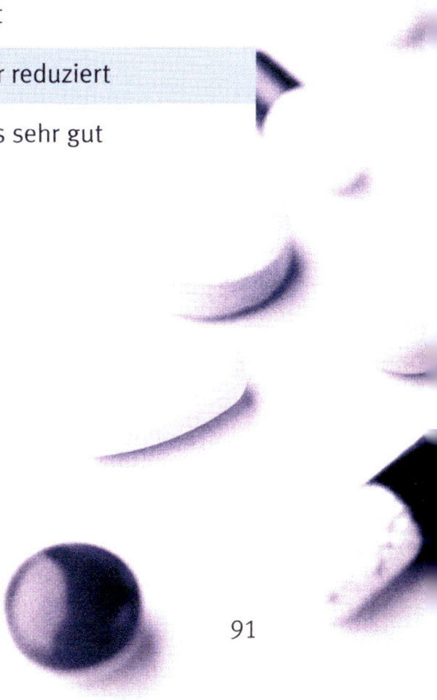

Die Wirkmechanismen der verschiedenen Medikamente ergänzen sich. Aus dem Spektrum der Möglichkeiten können Arzt/Ärztin und Patient/Patientin gemeinsam eine individuelle Therapie aus eventuell mehreren Medikamenten entwickeln, die eine gute Diabeteseinstellung sichert und damit die Lebensqualität erhöht.

Behandlung mit Tabletten

Die Tabletten und ihre Wirkungen

Sulfonylharnstoffe

Die älteste Gruppe der blutzuckersenkenden Tabletten – die Sulfonylharnstoffe – besteht aus Schwefel-Stickstoff-Verbindungen, welche die Insulinbildung ankurbeln. Eine ernst zu nehmende Nebenwirkung ist eine zu starke und nicht regulierte Insulinbildung, die bis zur Unterzuckerung führen kann. Besonders zu Beginn der Behandlung kann 2–3 Stunden nach Einnahme der Tabletten – aber auch viele Stunden später – plötzlich ein Blutzuckerabfall (»Hypo«) eintreten, verbunden mit Muskelschwäche, Leeregefühl im Kopf, Sehstörungen oder Zittern. Auch am Nachmittag, einer Zeit erhöhter Insulinempfindlichkeit (vgl. Tabelle auf Seite 85), ist man anfälliger für Unterzuckerungen. Wenn die Anzeichen einer Hypoglykämie nicht richtig erkannt und nicht sofort mit Zucker, zuckerhaltiger Nahrung, Obst oder Getränken aufgefangen werden, kann es zu einem plötzlichen Blutzuckerabfall kommen, welcher von Bewusstseinstrübungen bis zur Bewusstlosigkeit begleitet werden kann, wie dies vor allem von Glibenclamid bekannt wurde. Besonders im Straßenverkehr kann diese Nebenwirkung gefährliche Situationen provozieren.

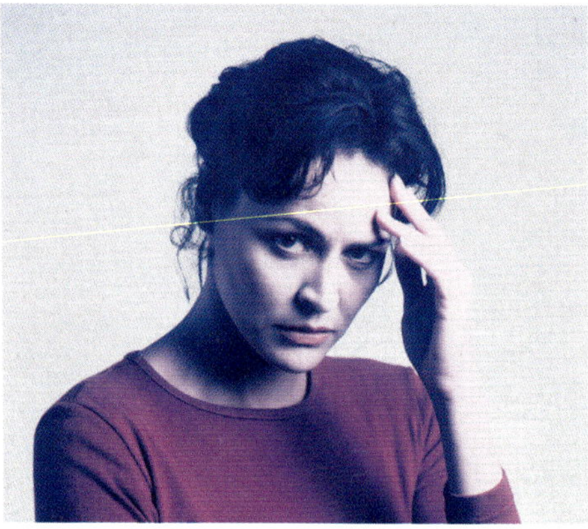

▲ Unterzucker führt zu Schwäche, Zittern, Sehstörungen und Leeregefühl im Kopf.

Biguanide (Metformin)

Diese Tabletten können die Empfindlichkeit auf noch vorhandenes Insulin erhöhen und so blutzuckersenkend wirken. Das Hypoglykämierisiko ist minimal, doch sind bei diesen Tabletten Magen-Darm-Nebenwirkungen wie Völlegefühl, Brechreiz, ungeformter Stuhl oder Appetitlosigkeit nicht selten. Treten solche Nebenwirkungen auf, ist eine Verminderung der Dosis oder ein vorübergehendes Absetzen der Tabletten erforderlich. Häufig verschwinden anfängliche Nebenwirkungen, wenn sich der Körper auf die Behandlung eingestellt hat. Metformin hat auch dann eine blutzuckersenkende Wirkung, wenn die Tabletten nach dem Essen eingenommen werden.

Info

Sulfonylharnstoffe und Biguanide werden seit über 30 Jahren für sich alleine oder in Kombination in den meisten Fällen erfolgreich angewandt. Sie sind als Generika kostengünstig erhältlich. Bewährt hat sich die Kombination von Glibenclamid 2- bis 3-mal täglich vor den Mahlzeiten und Metformin morgens und abends.

Meglitinide

Meglitinide sind relativ neue, jedoch recht teure Produkte. Sie fördern die schnelle Freisetzung des körpereigenen Insulins, dessen Wirkung rasch wieder abklingt. Diese Produkte können daher ideal für die Abdeckung der Mahlzeiten sein. Meglitinide werden vor Mahlzeiten eingenommen und setzen sofort körpereigenes Insulin frei, dessen Aktivität nach etwa einer Stunde wieder nachlässt. Sie verbessern die Insulinempfindlichkeit und scheinen außerdem Blutfette und Blutdruck günstig zu beeinflussen.

Thiazolidinedione

Tabletten mit diesem Wirkstoff verstärken die Wirkung des körpereigenen Insulins und wirken günstig bei Insulinresistenz. Thiazolidinedione werden in der Regel unabhängig von den Mahlzeiten ein- oder zweimal am Tag eingenommen. Wegen möglicher Leberfunktionsstörungen sind begleitend regelmäßig Labortests ratsam. Kontrollierte Langzeituntersuchungen sind notwendig.

Stärkeabbauhemmer (Glucosidasehemmer)

Diese Präparate verzögern und hemmen den Abbau der Stärke zu Einfachzucker im Dünndarm und vermindern so einen

Behandlung mit Tabletten

WISSEN

Auf einen Blick: So wirken die verschiedenen Präparate

- Sulfonylharnstoffe fördern die Insulinbildung durch Anregung der Beta-Zellen der Bauchspeicheldrüsen.
- Metformin verbessert die Glukosewirkung und hemmt den Appetit.
- Meglitinide steigern die Freisetzung von Insulin aus den Beta-Zellen.
- Thiazolidinedione verstärken die Wirkung von körpereigenem Insulin.
- Stärkeabbauhemmer (Glucosidasehemmer) blockieren Enzyme, die im Darm zuckerhaltige Kohlenhydrate abbauen.
- Glitazone erhöhen die Empfindlichkeit der Zellen für Insulin.
- Guarmehl verzögert die Aufnahme von Kohlenhydraten und Fetten ins Blut und hilft so, postprandiale Hyperglykämien zu vermeiden.
- Bestandteile in der Copalchi-Rinde (u. a. das Neoflavonoid Coutareagenin) wirken Blutzucker senkend.

Anstieg des Blutzuckers. Die nicht abgebauten Nahrungszuckerreste werden im Dickdarm durch die normale Bakterienflora fermentiert und erzeugen – wie das auch bei ballaststoffreicher Kost der Fall ist – Gase und Blähungen. Stärkeabbauhemmer sind eher bescheiden wirksam.

Glitazone

Die verschiedenen Glitazone erhöhen die Empfindlichkeit der Zellen für Insulin (Insulin-Sensitizer). Sie werden angewandt, wenn mit Sulfonylharnstoff und Metformin keine genügende Blutzuckerkontrolle möglich ist. Häufige Nebenwirkungen sind Gewichtszunahme, Ödeme und Anämie. Je nach Kombination (mit Sulfonylharnstoff oder Metformin) können andere Nebenwirkungen wie Leberfunktionsstörungen auftreten.

Eine Übersicht der Tabletten für die Typ-2-Behandlung finden Sie auf Seite 98 f.

Unerwünschte Wirkungen

Die blutzuckersenkenden Tabletten können eine Vielzahl – in der Regel leichter – Nebenwirkungen hervorrufen. Lesen Sie die Packungsbeilagen genau und teilen Sie Ihre Nebenwirkungen dem behandelnden Arzt, der Ärztin oder Ihrer Apotheke mit. Motivieren Sie Ihren Therapeuten, sowohl die in der Packungsbeilage beschriebenen als auch die neu auftretenden, bisher unbekannten Nebenwirkungen den Zulassungs- und Kontrollbehörden zu melden. Diese Institutionen sind auf Informationen der PatientInnen (über Fachpersonal) angewiesen, denn nur so können sie handeln. Nebenwirkungsmeldungen nach der behördlichen Zulassung (post-marketing surveillance) sind sehr wichtig, da Studienbedingungen oftmals nicht die Alltagsbedingungen widerspiegeln.

Info

Melden Sie bisher unbekannte Nebenwirkungen an die Zulassungs- und Kontrollbehörden. Zuständige Organisationen sind in Deutschland das Bundesamt für Gesundheit, in der Schweiz die Swissmedic und in Österreich das Bundesministerium für Gesundheit und Frauen.

Wenn Tabletten nicht mehr wirken

Aus nicht immer ersichtlichen Gründen können blutzuckersenkende Tabletten nach Monaten oder Jahren ihre Wirkung verlieren, dies auch bei anfänglich gutem Ansprechen auf das Medikament.

Wenn die Blutzuckerwerte trotz Tablettenbehandlung mehrheitlich über 10–12 mmol/l = 180–220 mg/dl liegen, sollte der Einsatz von Insulin in Betracht gezogen werden. Für Typ-2-DiabetikerInnen gibt es einfache Insulinbehandlungen, die ohne großen Aufwand nicht nur die Blutzuckerwerte in einen normalen Bereich steuern, sondern auch das Wohlbefinden und die Leistungsfähigkeit fördern. Ihr Arzt oder Ihre Ärztin muss Sie eingehend informieren und mit Ihnen einen Insulinbehandlungsplan erstellen, den Sie nach Möglichkeit durch selbstständige Blutzucker-Kontrollen einhalten und individuell anpassen.

Eine Insulinbehandlung beim Typ-2-Diabetes ist wesentlich einfacher durchzuführen als beim Typ-1-Diabetes. Es ist immer wieder beeindruckend, wie Patientinnen und Patienten – gerade auch ältere Menschen –, die sich über Jahre und ohne befriedigendes Resultat mit Tabletten abmühten, nach wenigen Insulininjektionen wieder das alte Wohlbefinden und die vertraute frühere Lebensqualität finden. Die meisten dieser Patienten sagen: »Hätte ich gewusst, wie einfach das ist und wie gut ich mich damit fühle, hätte ich schon viel früher gespritzt!«

Nach einer Phase mit guter Diabeteskontrolle kann unter ärztlicher Aufsicht eine Reduktion der Insulintherapie bis zum Auslassen erneut versucht

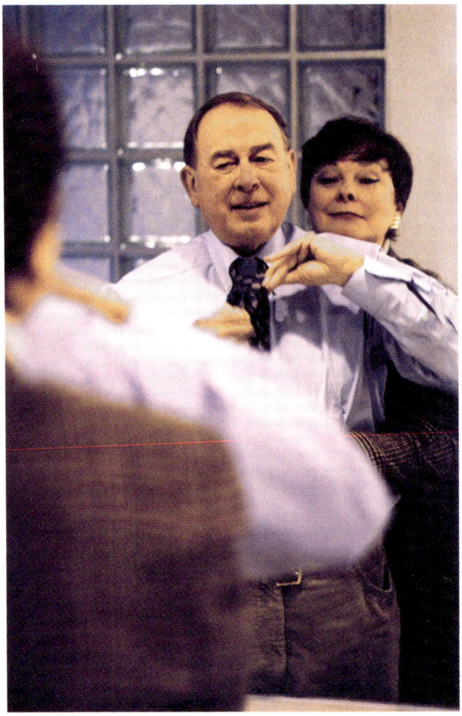

◀ Wenn Tabletten nur noch ungenügend wirken, hilft Insulin, die Lebensqualität wieder zu erhöhen.

WISSEN

Wann Tabletten bei Typ-2-Diabetes?

- Blutzuckersenkende Tabletten werden eingesetzt, wenn mit Ernährungsanpassung und Bewegung der Blutzucker nicht mehr genügend gesenkt werden kann. Ernährungsanpassung und Bewegung werden damit aber nicht hinfällig!
- Blutzuckersenkende Tabletten haben chemische Eigenschaften, die das Restinsulin stimulieren oder seine Wirkung verbessern.
- Sie können bei Behandlungsbeginn einen zu starken, unerwarteten Blutzuckerabfall auslösen (Hypoglykämie), besonders die lang wirkenden Präparate früherer Generationen (z. B. Glibenclamid).
- Tabletten sind nicht mit Insulin vergleichbar (es gibt kein »Schluckinsulin«!).
- Tabletten werden kurz vor den Mahlzeiten eingenommen.

Wenn mit Tabletten das Blutzuckerziel nicht mehr erreicht werden kann, wird eine Insulintherapie notwendig. Sie ist einfach zu handhaben und bringt größeres Wohlbefinden als eine unbefriedigende Tablettenbehandlung, die bei ungenügender Wirkung auch das Risiko für Herz-Kreislauf-Krankheiten unmerklich erhöht, z. B. für Herzinfarkt.

werden. Voraussetzung ist allerdings, dass sich noch genügend Insulin bildende Zellen so weit erholt haben, dass sie das Signal »erhöhter Blutzucker« wieder wahrnehmen und darauf die Insulinfreisetzung aktivieren.

Zwei Punkte sind natürlich nach wie vor wichtig: Viel Bewegung und angepasste Ernährung – diese können auch durch Tabletten nicht ersetzt werden!

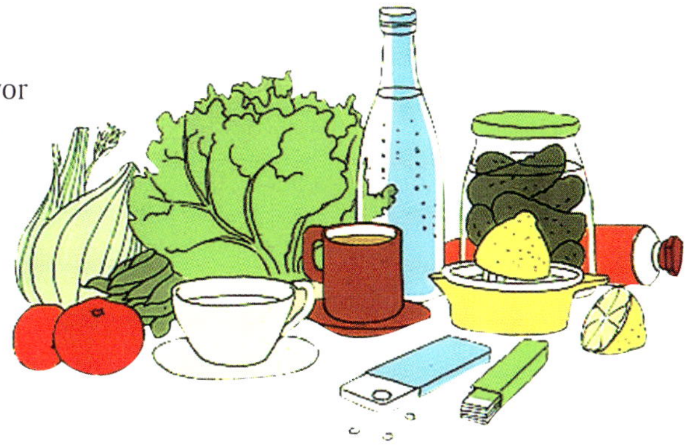

Orale Antidiabetika

Die folgende Übersicht zeigt Ihnen die in Deutschland gebräuchlichen oralen Antidiabetika zur Behandlung des Typ-2-Diabetes (Stand Mai 2006).

Wirkstoffe	Handelsname
Sulfonylharnstoffe fördern die Insulinwirkung durch Anregung der Beta-Zellen der Bauchspeicheldrüsen:	
Glibenclamid	duraglucon, EugluconN, Glibenbeta, Glibenclamid (verschiedene Hersteller), gliben-ct, Glibendoc, GlibenHexal, Gliben Lich, Glib-ratio-pharm, Glukovital, Humedia, Maninil
Glimepirid	Amaryl, Glinegamma, Glimerid (verschiedene Hersteller)
Gliclazid	Diamicron
Gliquidon	Glurenorm
Tolbutamid	Orabet
Metformin verbessert die Glukosewirkung und hemmt den Appetit:	
	Biocos, Diabesin, espa-formin, glucobon biomo, Glucophage, Juformin, Mediabet, Meglucon, Mescorit, Met, Metfodoc, Metfogamma, Metformin (verschiedene Hersteller), Siofor, Thiabet

Wirkstoffe	Handelsname
Glinide steigern die Freisetzung von Insulin aus den Beta-Zellen:	
Repaglinid	NovoNorm
Nateglinid	Starlix
Glucosidasehemmer blockieren Enzyme, die im Darm Kohlenhydrate abbauen:	
Acarbose	Glucobay
Miglitol	Diastabol
Glitazone erhöhen die Empfindlichkeit der Zellen für Insulin:	
Rosiglitazon	Avandamet (kombiniert mit Metformin)
Rosiglitazonmaleat	Avandia
Pioglitazon	Actos
Guarmehl verzögert die Aufnahme von Kohlenhydraten und Fetten ins Blut und hilft so, postprandiale Hyperglykämien zu vermeiden:	
Guar	Guar Verlan
Bestandteile in der Copalchi-Rinde (u. a. das Neoflavonoid Coutareagenin) wirken Blutzucker senkend:	
Extrakt aus Hintonia latiflora	Sucontral

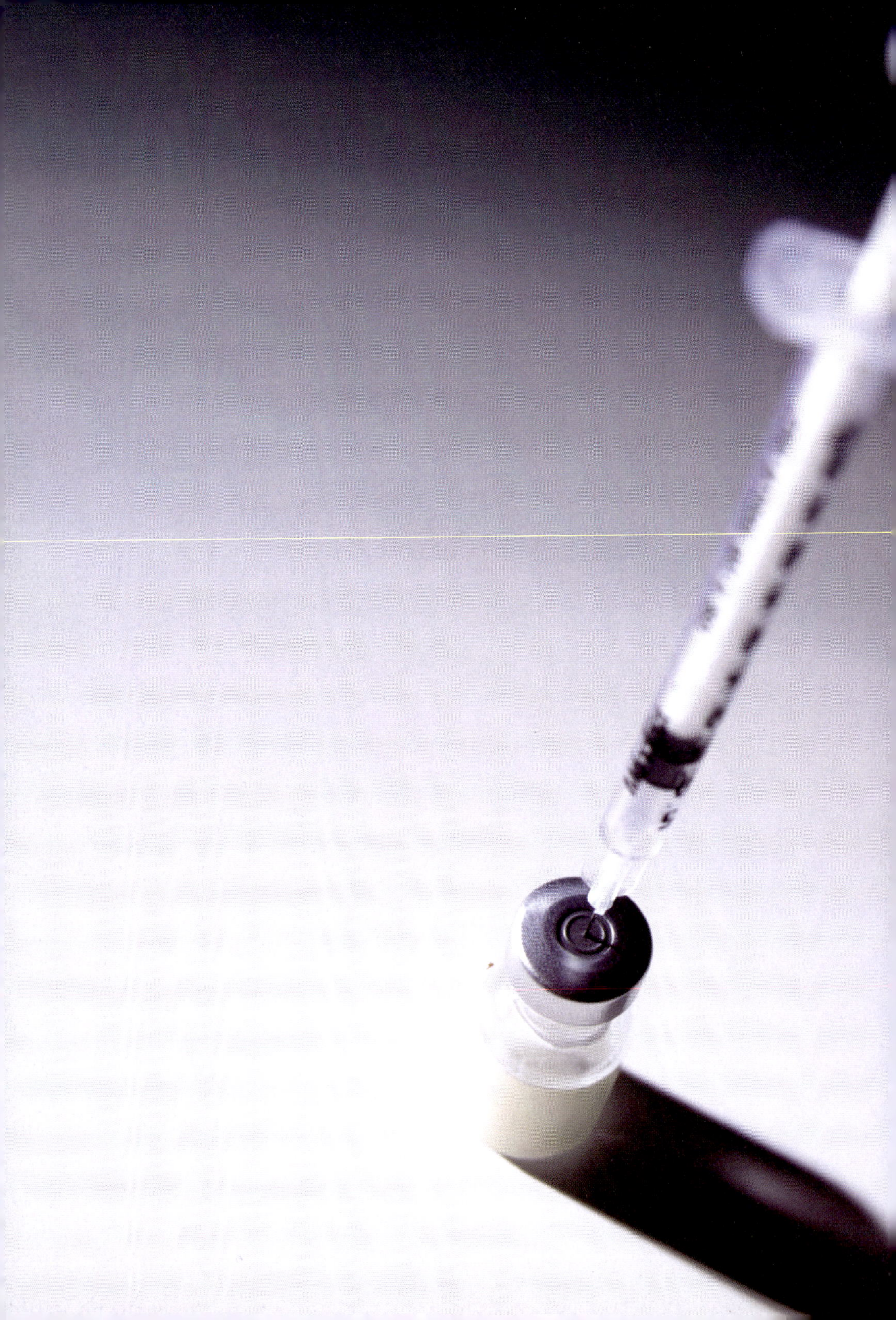

Behandlung mit Insulin

Insulin ist das »Nonplusultra« der Diabetesbehandlung. Wie bei den Tabletten sind auch beim Insulin viele wirksame Präparate auf dem Markt, die Ihnen helfen, trotz Diabetes ein Leben ohne Einschränkungen zu führen.

Behandlung mit Insulin

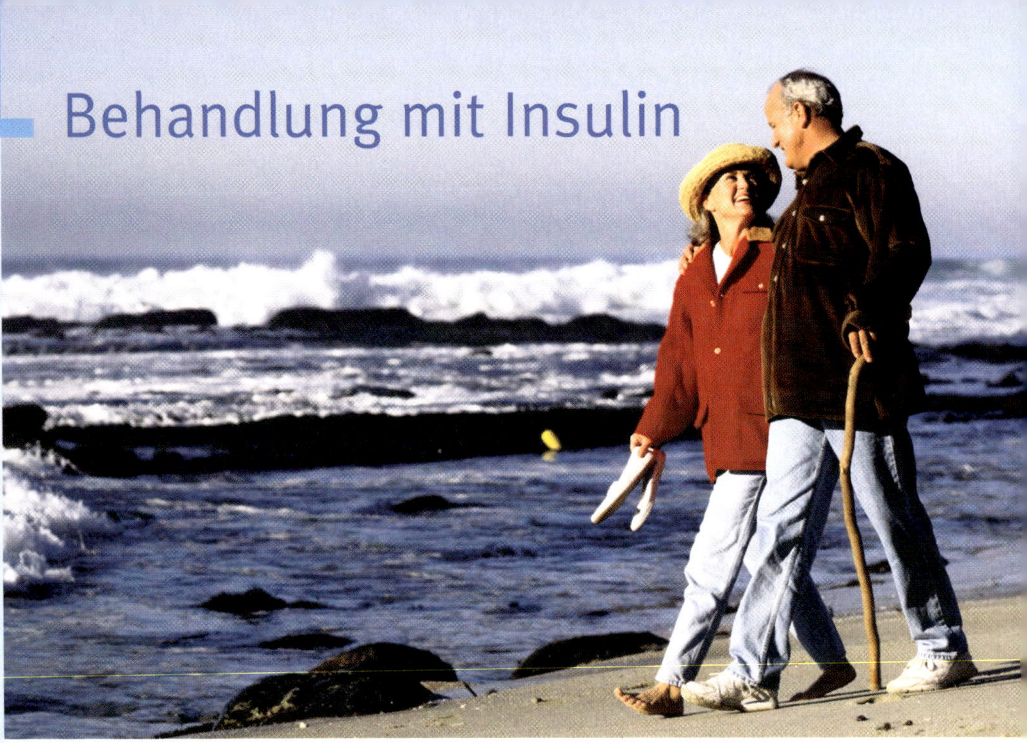

Die Entscheidung für Insulin

Ernährungsanpassung und körperliche Aktivität werden auch bei einer Insulinbehandlung nicht überflüssig!

Die Entscheidung für eine Insulinbehandlung bei Typ-2-Diabetes ist von individuellen Kriterien abhängig und muss sorgfältig besprochen werden. Alter, Gewicht, Verlauf des Diabetes und bisherige Qualität der Diabeteskontrolle spielen eine wichtige Rolle. Bestehen Zweifel an der Notwendigkeit einer Insulintherapie, sollte eine fachärztliche Meinung eingeholt werden.

Auf Dauer ist eine Insulintherapie zur Verhinderung oder Verringerung von Langzeitfolgen erfolgversprechender als eine ungenügende Tablettenbehandlung. Liegen diabetesbedingte Schäden an Augen, Nieren, Nerven oder Herz vor, lässt eine Insulintherapie mit verbesserter Blutzuckerkontrolle eine günstige Auswirkung auf deren weiteren Verlauf erwarten.

Bei Typ 2 gilt: »Einmal Insulin heißt nicht automatisch immer Insulin.« Nicht selten können sich die Beta-Zellen unter einer Insulintherapie so weit erholen, dass mit oder ohne Tabletten

WISSEN

Wann sollte Insulin eingesetzt werden?

- Steigt trotz angepasster Ernährung, täglicher körperlicher Aktivität und der Einnahme blutzuckersenkender Tabletten der Blutzucker regelmäßig über 10–12 mmol/l (180–220 mg/dl) an, sollte eine Insulintherapie mit dem Arzt oder der Ärztin besprochen werden. HbA_1c-Werte deutlich über 8 % lassen sich bei vielen DiabetikerInnen mit Insulin erfolgreicher senken als mit höheren Tablettendosen.
- Die Entscheidung für Insulin hängt von mehreren Faktoren ab, z. B. Alter, Gewicht, Vorhandensein diabetesbedingter Komplikationen, dauerhaften Symptomen (Durst, Müdigkeit) sowie familiärem und sozialem Umfeld.
- Es gilt: Je höher die Blutzuckerwerte und je jünger der/die DiabetikerIn, desto dringlicher ist die Entscheidung für eine Behandlung mit Insulin.

wenigstens vorübergehend wieder genügend körpereigenes Insulin produziert wird. Die Absetzung einer einmal begonnenen Insulintherapie ist zwar nicht die Regel. Diese Möglichkeit kann aber bei regelmäßigen Blutzuckermessungen oder unter der Anleitung eines Spezialisten/einer Spezialistin für Diabetologie versucht werden. Dabei wird die Insulinmenge schrittweise reduziert. Erfahrungsgemäß möchte aber die Mehrzahl der Typ-2-DiabetikerInnen gar nicht mehr auf eine Tablettenbehandlung zurückkommen, weil sie die Insulinbehandlung nicht nur als unkompliziert und schmerzlos erleben, sondern vor allem als selbstverantwortliche Aktivität zur persönlichen Gesunderhaltung.

Insulinbehandlung ist besser als eine unzureichende Behandlung mit Tabletten.

Zu einer Insulinbehandlung gehört unbedingt die selbstständige Blutzucker- und Gewichtskontrolle. Eine Insulinbehandlung fördert nicht nur das allgemeine Wohlbefinden und verbessert die Blutzuckereinstellung, sondern regt auch den Appetit an. Deshalb muss die Ernährung verstärkt auf ein individuell – in Absprache mit dem Arzt oder der Ärztin sowie der Ernährungsberatung – festgelegtes Gewicht ausgerichtet werden, um eine unmerkliche, aber stetige Gewichtszunahme zu vermei-

Behandlung mit Insulin

WISSEN

Kann Insulin bald eingeatmet werden?

Immer wieder wurde versucht, das Spritzen des Insulins durch andere Methoden zu ersetzen. Neben speziellen Kapseln, welche das Insulin vor dem Verdauen schützen, wurden auch Pflaster erfolglos getestet.

Nun scheint der Durchbruch gelungen: Insulin kann inhaliert werden und gelangt dann über die Lunge in den Blutkreislauf. Dabei wird Insulin in Pulverform mit Hilfe eines Gerätes eingeatmet. In Europa und den USA ist ein entsprechendes Produkt (Exubera®) durch die Behörden bereits zugelassen, aber noch nicht auf dem Markt.

Nach wie vor bleibt den DiabetikerInnen aber das Stechen nicht erspart: Der Blutzucker muss auch beim Inhalieren regelmäßig gemessen werden. Ein weiterer Nachteil: Die Dosis, die eingeatmet wird, beträgt ein Vielfaches einer zu spritzenden Dosis mit der gleichen Insulinwirkung.

den. In diesem Fall kann zusätzlich ein Biguanidpräparat (z. B. Glucophage®) in kleinen Dosen vor den Mahlzeiten eingesetzt werden.

Viele Typ-2-DiabetikerInnen – vor allem ältere Menschen – schrecken vor dem Gedanken an eine Insulinbehandlung zurück, weil sie sich überfordert fühlen und Angst haben. Dies ist völlig unbegründet: Es gibt eine Reihe einfacher Insulinbehandlungen, die ohne großen Aufwand zufriedenstellende Ergebnisse liefern. Das Insulinspritzen ist in heutiger Zeit unkompliziert und schmerzfrei.

Mit Insulin bieten sich unterschiedliche Behandlungsmöglichkeiten hinsichtlich der Dosis (Einheiten), des Zeitpunkts der Injektionen, der Sorte des Insulinpräparates sowie der Wahl von Spritzhilfen. Gerade bei der Vielzahl der zur Verfügung stehenden Produkte ist es wichtig, grundlegende Informationen zu haben und sich fachlich beraten zu lassen. Daher werden im Folgenden kurz die verschiedenen Insuline nach Wirkungsdauer und -profil sowie Insulinart dargestellt. Auf Hilfsmittel wie Spritzen, Nadeln, Insulinpen und -pumpen, Stechhilfen, Blutzuckerstreifen und Messgeräte wird hier nicht eingegangen. Sie gehören in den Fachbereich der Diabetes-Beratungsstellen und Schwerpunktpraxen.

Welche Insuline gibt es?

Wirkungsdauer und Wirkprofil

Bei den Insulinen unterscheidet man die Wirkungsdauer (wie lange wirkt das Insulin im Körper) und das Wirkungsprofil (wann setzt die Wirkung ein und wann hat sie ihren Höhepunkt).

Normalinsuline (Altinsuline): Insuline mit kurzer, aber bereits nach wenigen Minuten einsetzender Wirkung nennt man Normalinsuline. Je nach Präparat und Dosis setzt die Wirkung nach 10–30 Minuten ein, hat ihren Höhepunkt nach etwa einer Stun-

Wirkungsdauer und Wirkprofile von Insulinen

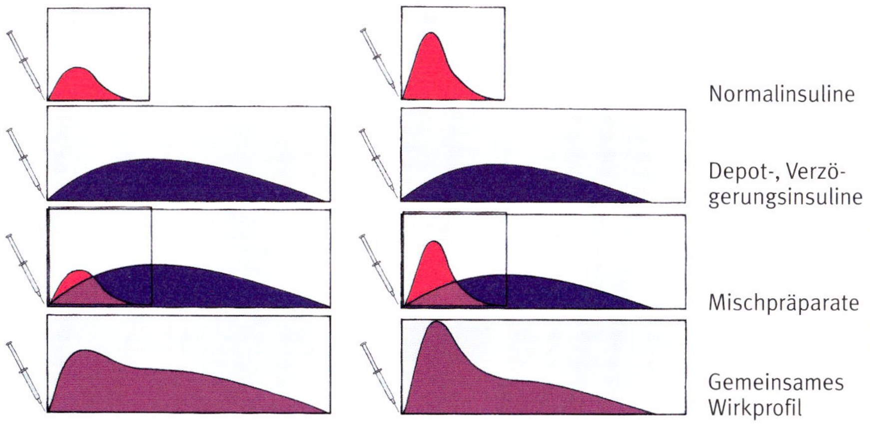

Behandlung mit Insulin

WISSEN

Spritz-Ess-Abstand beachten!

Wichtig ist zu wissen, dass bei schnell wirkendem Insulin – ebenso wie bei den Tabletten – ein gewisser Spritz-Ess-Abstand (meist 15–30 Minuten) eingehalten werden muss, da die Insulinwirkung nicht sofort einsetzt. Durch den Spritz-Ess-Abstand kann man die Wirkung des Insulins und die Erhöhung des Blutzuckers durch die aufgenommenen Kohlenhydrate in einen zeitlichen Einklang bringen. Wird der Spritz-Ess-Abstand nicht eingehalten, wirkt das Insulin erst, wenn der Blutzucker schon ziemlich erhöht ist. Ist der Spritz-Ess-Abstand dagegen zu lang, wirkt das Insulin bereits, obwohl noch keine Kohlenhydrate resorbiert sind. In diesem Fall droht eine Hypoglykämie.

Ausnahme

Sehr kurz wirkende Analoga (Lispro Insulin = Humalog®, Liprolog® und NovoRapid®, Glulisin = Apidra®) sind unmittelbar vor der Mahlzeit zu spritzen!

de und klingt nach 2–6 Stunden aus. Diese Insuline werden normalerweise eingesetzt, um die Mahlzeiten abzudecken oder um einen hohen Wert nach dem Essen zu korrigieren.

Bei isophanem NPH- (= Neutral Protamin Hagedorn)Insulin wird das Eiweiß an Fischsperma (Protamin) gebunden, um einen Verzögerungseffekt zu erzielen.

Depot- und Verzögerungsinsuline: Insuline vom Typ Lente (siehe rechts) und NPH-isophane Insuline sind Langzeitpräparate, deren Wirkungseintritt erst nach 1–2 Stunden erfolgt, die aber zwischen 12 und 24 Stunden im Körper wirken. Diese Insuline werden gebraucht, um den Grundbedarf abzudecken, z. B. nachts, wenn normalerweise nichts gegessen wird, aber der Stoffwechsel aufgrund der Blutzuckerbildung in der Leber dennoch Insulin benötigt.

Mischpräparate sind eine Mischung aus Normalinsulin und Depotinsulin. Es gibt sie in vorgefertigten Ampullen zu festen Mischungsverhältnissen (z. B. 30/70). Vorgemischte Insuline sind in der Allgemeinpraxis sehr beliebt. Ein großer Nachteil dieser Mischpräparate ist allerdings, dass sie sich wenig der wechselnden Tages- und Nachtrhythmik der Insulinempfind-

Die Geschichte der Lente-Insuline

Die Zink-Insulin-Suspensionen **Semilente®** (Schwein) und **Ultralente®** (Rind) wurden von der dänischen Firma Novo Terapeutisk Laboratorium A/S Anfang der 50er Jahre entwickelt. Sie waren die Antwort auf 20 Jahre Insulintherapie mit kurzwirkendem Normalinsulin, welches 4- bis 5-mal täglich gespritzt werden musste, und auf das seit 1936 eingesetzte Protamin-Zink-Insulin (PZI). Dessen Verzögerungseffekt war mit der Koppelung des Insulins an Protamin, einem Peptid aus Fischsperma, erreicht worden. Allerdings war die Anlaufphase des PZI am Vormittag zu lang und es trat nicht selten eine Hypoglykämie während der folgenden Nacht ein. Nur eine ergänzende Dosis Altinsulin sicherte eine genügende Wirkung während der Stunden nach der morgendlichen Injektion.

Das Ziel der Firma Novo war es, ein Insulinpräparat mit optimaler mittlerer Wirkungsbreite für eine 24h-Wirkung zu schaffen. Die Wirkung des Insulins Semilente® war allerdings für eine allgemeine Anwendung zu kurz, die Wirkung von Ultralente® ähnelte der des PZI und setzte zu spät ein. Erst durch Mischen der beiden Zink-Insulin-Suspensionen Semilente® und Ultralente® erhielt man beständige Präparate von mittlerer Wirkungsdauer – ohne Protamin.

Die Mischung im Verhältnis 30 % Semilente® und 70 % Ultralente® erwies sich als optimal für eine allgemeine Anwendung: **Lente®** als Standardpräparat für 24-Stunden-Wirkung war geboren.

In den 50er Jahren konnten 90 % der Insulinbehandelten mit einmal Lente® am Morgen befriedigend bis gut eingestellt werden. Lente® wurde zum weltweit verbreitetsten Depotinsulin, welches über Jahre hinweg mit 1–2 Tagesdosen eine stabile Diabeteskontrolle gewährleistete, obwohl Blutzuckerselbstkontrollen zu Beginn der Insulintherapie noch nicht möglich waren.

Semilente® erlebte in den letzten Jahren vor allem bei PatientInnen, welche zuvor schwere nächtliche Hypoglykämien erlitten, eine Renaissance. Es ist der Forschung bis heute nicht gelungen, die ganz spezielle Wirkungskurve von Semilente® gentechnisch nachzuahmen. Somit ist Semilente® wahrhaft »einzigartig« und bewährt sich auch nach 50 Jahren Einsatz in der Diabetestherapie, vor allem zur Verhinderung von nächtlichen Hypoglykämien. Bei bestehender Problematik lohnt sich ein Versuch mit möglichst kleinen Semilente®-Dosen – sehr oft mit Erfolg.

Novo nahm die Produkte Ultralente® und Lente® trotz erfolgreicher Anwendung in der Diabetestherapie (z. B. während der ersten 10 Jahre in der UKPDS-Studie) 1997 bzw. 2004 vom Markt. Auch Semilente® wird von NovoNordisk nicht mehr produziert und verschwindet 2006 vom Markt. Verschiedene Produkte der Lente-Familie sind noch als Generika erhältlich, z. B. »Hypurin Bovine Lente« der Firma CP Pharmaceuticals.

lichkeiten anpassen und man somit gezwungen ist, die Mahlzeiten streng einzuhalten. Dieses Einhalten der vorgegebenen Essenszeiten kostet viel persönliche Freiheit, sodass der Einsatz von Mischpräparaten individuell überlegt werden sollte.

Herkunft der Insuline

Ebenso wie die Wirkungsprofile sind auch die Quellen der Insuline verschieden. Man unterscheidet tierisches (natürliches) Insulin und synthetisches (gentechnisches) Humaninsulin. Weiter gibt es Insulinanaloga, welche ihrer Struktur nach kein Insulin, sondern ein insulinähnlicher Stoff sind und ebenfalls gentechnisch hergestellt werden.

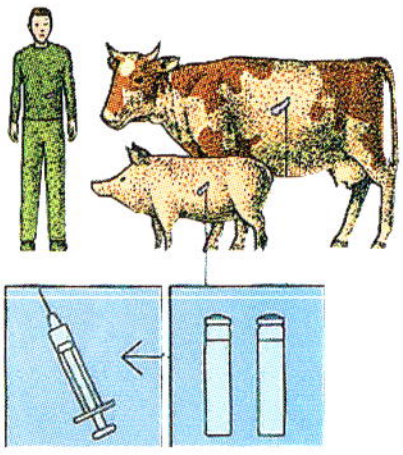

▲ Schweineinsulin unterscheidet sich vom menschlichen Insulin nur in einer, Rinderinsulin in drei von insgesamt 51 Aminosäuren.

Tierisches Insulin wird aus Pankreas von Schweinen oder jungen Rindern, die ohnehin für die Fleischindustrie geschlachtet werden, als hochgereinigtes Produkt hergestellt. Diese Tiere unterliegen strengen Qualitätskontrollen. In 80 Jahren Insulingeschichte ist kein einziger Fall von BSE-Erregern in Insulin registriert worden.

Synthetisches Humaninsulin: Beim so genannten Humaninsulin handelt es sich nicht, wie man meinen könnte, um menschliches Insulin, sondern um Insulin, welches von gentechnisch veränderten Kolibazillen oder Hefezellen künstlich hergestellt wird.

Die Entscheidung für tierisches Insulin oder Humaninsulin wird oft ohne ausreichende Sachkenntnis oder unter Einfluss der Werbung gefällt. Zur Wahl des individuell am besten verträglichen Insulins benötigen sowohl die ÄrztInnen als auch die DiabetikerInnen umfassende Informationen, insbesondere über unterschiedliche Wirkungsprofile und Nebenwirkungen wie z. B. Häufigkeit von unerwarteten Hypoglykämien mit verminderter Wahrnehmung.

Synthetische Humaninsulin-Analoga: Eine eigene Gruppe bilden die synthetischen Insulinanaloga, die ihrer Struktur nach kein Insulin, sondern ein insulinähnlicher Stoff sind. Sie haben durch Veränderung der natürlichen Aminosäure-Sequenz eine andere Wirkungskurve als Humaninsulin. Dadurch gibt es sowohl rasch wie auch langsam wirkende Analoga.

- Kurzwirksame Analoga sind z. B. Insulin lispro (Humalog®, Liprolog®, NovoRapid®) und Glulisin (Apidra®). Ihre Wirkung setzt sehr schnell – nach 5–15 Minuten – ein und lässt auch sehr schnell wieder nach. Nach etwa 5 Stunden ist keine Insulinwirkung mehr vorhanden. Aus diesem Grund eignen sich kurzwirkende Insulinanaloga zur Korrektur von zu hohen Blutzuckerwerten. Ein Vorteil kann außerdem das Wegfallen des Spritz-Ess-Abstandes sein. Das Institut für Qualität und Wirtschaftlichkeit im Gesundheitswesen (IQWiG) hat festgestellt, dass kurzwirksame Insulinanaloga in der Behandlung

WISSEN

Vorsicht bei Langzeitanwendung von Humaninsulin-Analoga!

Im Jahr 2000 wurde in der Fachzeitschrift DIABETES (Vol. 49, Juni 2000) der American Diabetes Association von Produzentenseite her darauf hingewiesen, dass mit den neuen kurz- und langwirkenden künstlichen Insulinprodukten neben Fettgewebereaktionen an der Spritzstelle, allergischen Reaktionen und Insulinantikörpern auch proliferative diabetische Netzhaut- (Retinopathie) und Nierenveränderungen (Nephropathie) gefördert werden können. Ein insulinähnlicher Wachstumsfaktor (IGF-1) zeigt nachweisbare Neubildung von Gewebe durch Vermehrung von Zellen in der Netzhaut mit möglicher Verschlimmerung der diabetischen Retinopathie.

Patienten und Patientinnen sollten bei Insulinumstellung über die Möglichkeit einer unerwünschten Arzneimittelwirkung informiert werden!

Expertenempfehlung

Kurzfristige augenärztliche Untersuchungen, etwa im Abstand von vier Wochen.

Es ist darauf hinzuweisen, dass Humaninsulin und -Analoga für die Mehrheit der Insulinbehandelten im Alltag bisher kaum Vorteile, aber Nachteile wie plötzliche Hypoglykämien mit Wahrnehmungsstörungen gebracht haben.

des Typ-2-Diabetes keine Vorteile gegenüber anderen Insulinen aufweisen. Da sie jedoch teurer sind, wird sich zeigen müssen, ob diese Feststellung Auswirkungen auf die Kostenübernahme durch die Krankenkassen hat (siehe Seite 164 f).

- Mittellang wirkende Analoga sind Humalog® Mix25, Levemir® und NovoMix® 30. Ihr Einsatzbereich entspricht demjenigen der Mischinsuline.
- Das Insulinanalogon Insulin glargin (Lantus®) ist seit Juli 2000 auf dem Markt. Dieses 24-h-Insulin mit extrem verzögerter Wirkung verspricht mit einer einmaligen Injektion eine wesentlich verbesserte Basalversorgung aufgrund seines flachen Wirkungsprofils ohne »Gipfel«. Damit wären mehrmalige Gaben von kürzer wirkendem Verzögerungsinsulin nicht mehr nötig und Blutzuckerschwankungen sowie Insulinlücken während der Nacht würden vermieden. Insgesamt verspricht Insulin glargin eine bessere, flexiblere und zuverlässigere Diabetestherapie mit geringerem Hypoglykämierisiko im Vergleich zu Normalinsulin human. Allerdings wies die EMEA (European Agency for the Evaluation of Medicinal Products) im Jahre 2000 auf mögliche Langzeitwirkungen auf den Stoffwechsel und das Zellwachstum von Tumoren hin, ebenso auf Hypoglykämie und diabetische Retinopathie. Augenärztliche Kontrollen in kurzen Abständen sind deshalb zu empfehlen (siehe auch Kasten Seite 109).

▼ Augenärztliche Untersuchungen in kurzen Abständen sind nötig!

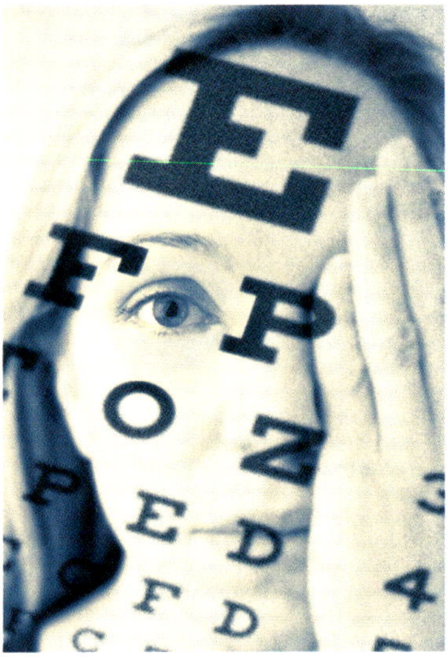

Was ist eine Einheit Insulin?

1 IE (= Internationale Einheit) entspricht bei Insulin der Wirkung von 0,04167 mg des Standardpräparates.

Insulin wird in Einheiten gemessen. Eine Einheit (E) entspricht der Menge Insulin, welche die gleiche Wirkung hat wie $^1/_{28}$ mg kristallisierten Standardinsulins. Der Arzt oder die Ärztin wird mit Ihnen abklären, wie viele Einheiten Sie für die Mahlzeiten spritzen müssen. Selbst wenn Sie zu jeder Mahlzeit die gleiche Anzahl Kohlenhydratportionen zu sich nehmen, kann die Zahl der Insulineinheiten unterschiedlich sein. Am Morgen ist der Körper weniger insulinempfindlich (siehe Tabelle Seite 85), deshalb braucht er mehr Insulin für eine BE als am Mittag, wenn die Insulinempfindlichkeit deutlich zunimmt. In den folgenden Kapiteln wird auf diese Besonderheit genauer eingegangen und das Ausloten der Insulinempfindlichkeit vorgestellt.

Achtung

Die Einheiten sind auf der Skala der Spritze markiert, beim Pen werden sie ebenfalls angezeigt. In Ländern, wo verschiedene Insulinkonzentrationen auf dem Markt sind, muss der Patient/die Patientin aufmerksam darauf achten, die richtige Spritze für seine/ihre Insulinkonzentration zu wählen!

Konzentration

Das kristallisierte Insulin wird in wässrigen Lösungen verwendet, die in unterschiedlichen Konzentrationen erhältlich sind. Die Bezeichnung für die Konzentration ist U (von engl. units = Einheiten; gemeint ist die Anzahl Insulineinheiten pro Milliliter Insulinlösung). In Deutschland und Österreich werden heute noch zwei Konzentrationen angeboten, U-40 und U-100, in der Schweiz ist seit 1987 nur noch Insulin in U-100-Konzentration erhältlich. Die Konzentration eines Insulins beeinflusst Wirkdauer und -profil.

Welches Insulin ist für mich richtig?

Jedes Insulin hat sein ganz spezielles Wirkungsprofil und muss auf die individuelle Insulinempfindlichkeit während des Tages und der Nacht ausgerichtet sein. Hier ist die ärztliche Kunst des Spezialisten oder der Spezialistin gefordert, aus einer wachsenden Palette von etwa 100 Produkten die richtige Wahl zu treffen und gemeinsam mit dem Patienten oder der Patientin einen Insulintherapieplan entsprechend der ganz persönlichen Insulinempfindlichkeit (siehe auch Tabelle Seite 85) zu erstellen.

Behandlung mit Insulin

WISSEN

Ein persönliches Statement zu tierischem Insulin

Die ab Seite 119 genannten Beispiele zur Einleitung einer Insulintherapie bei Typ-2-Diabetes (gilt ebenso für Typ 1) sind eine persönliche Auswahl vorwiegend tierischer Insuline. Diese haben sich als natürliche Produkte während Jahrzehnten gut bewährt, sie führten zu weniger schockartigen Hypoglykämien und in der Regel sind Warnsymptome besser wahrnehmbar. Dies wirkt sich insbesondere während der Nacht und auch im Straßenverkehr günstig aus. Etwa 20 % der Insulinbehandelten – immerhin eine beträchtliche Anzahl – gibt spontan an, beim Wechsel von Humaninsulin auf tierisches Insulin mehr Sicherheit und Wohlbefinden wahrzunehmen.

Ich möchte auch darauf hinweisen, dass der Konkurrenzkampf der drei marktbeherrschenden Insulinhersteller zu weiteren synthetischen Produkten führen wird, deren Langzeitnebenwirkungen noch weitgehend unbekannt sind.

Aus rein wirtschaftlichen und nicht medizinischen Gründen werden so jene tierischen Insuline und Humaninsuline eliminiert, deren Patentschutz abgelaufen ist. Nur wenn insulinbedürftige DiabetikerInnen die Verschreibungspraxis der heutigen Ärztegeneration zu Gunsten dieser Insuline beeinflussen, kann der weitere Kahlschlag verhindert werden (siehe auch Anhang, Seite 158).

Seit der Einführung der Humaninsuline 1982 ist der Markt der tierischen Insuline einem beispiellosen Konkurrenzkampf der Hersteller ausgesetzt. Die größten drei Insulinproduzenten setzen aus wirtschaftlichen Gründen voll auf die gentechnisch hergestellten Humaninsuline und Analoga. Sie steuern die Nachfrage mit ihrer einseitigen Marketing- und Informationspolitik. Die überhöhte Preispolitik für die natürlichen tierischen Insuline nach Ablauf der Patente führt bereits jetzt zu einer Überlebensfrage für die Diabetiker in Afrika, Asien und Südamerika. Zur Erinnerung: Vor über 80 Jahren schenkten die Nobelpreisträger Banting und Best ihre Erfindung der Toronto-Universität, damit weltweit kein Diabetiker und keine Diabetikerin mehr wegen Insulinmangel sterben müsse. Heute stirbt man in Schwarzafrika nicht an Insulin-, sondern am Geldmangel. In vielen Ländern sind tierische Insuline bereits nicht mehr erhältlich oder gar verboten, in anderen ist ihre Palette stark eingeschränkt. Weitere Informationen finden Sie im Anhang (Seite 158).

In Deutschland ist gegenwärtig als einziges tierisches Insulin Semilente® registriert. Dessen Vertrieb wird am 30. Juni 2006 in Deutschland eingestellt, das Verfallsdatum der letzten Lieferung ist der April 2007. Über internationale Apotheken sind aber tierische Insuline aus der EU oder der Schweiz erhältlich. In der Schweiz sind tierische Insuline von Novo Nordisk (Actrapid® MC, Insulatard® MC, Mixtard® 30 MC und Semilente®) und CP Pharmaceuticals (Hypurin® Porcine Neutral, Hypurin® Porcine Isophane und Hypurin® Porcine 30/70 Mix) registriert (ab 2007 nur noch jene von CP). Die Produkte von CP sind auch in 3-ml-Ampullen für den Pen erhältlich.

▼ Tierische Insuline sind natürlichen Ursprungs und seit langem in der Praxis bewährt.

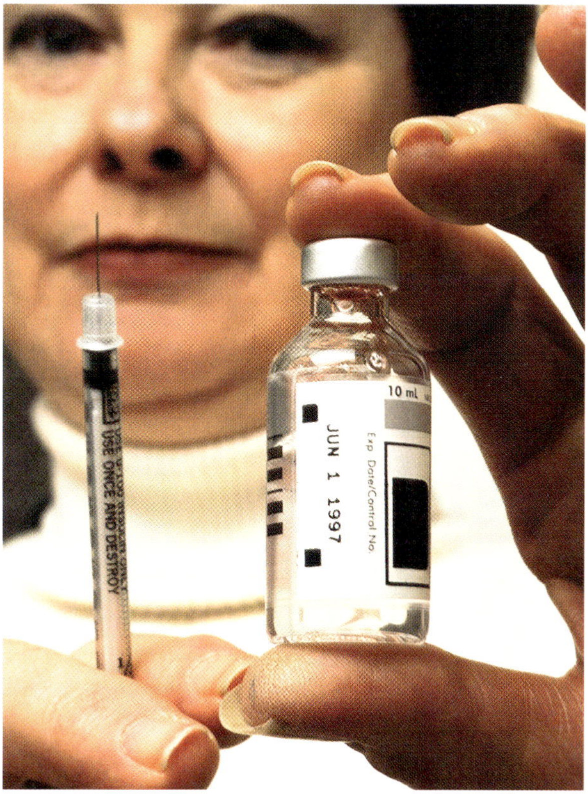

Eine vollständige Liste der in Deutschland erhältlichen Insuline finden Sie auf der folgenden Seite.

Insulin-Tabelle (Stand Januar 2006)

E. v. Kriegstein; Paul-Gerhardt-Stift; 06886 Wittenberg; e.kriegstein@pgstiftung.

Gruppe	Untergruppe	Charakterisierung (unverzögerter Anteil in %)	W min/h	Sanofi-Aventis Pfizer s. 15	B. Braun Melsungen & ratiopharm	Berlin-Chemie	Lilly	Novo Nordisk	Wockhardt UK / CP PHARMA (Schweiz)AG (über Auslandsapotheke erhältlich) [12]
P	–	Sehr kurz wirkend	10/5	Exubera [15]					
Neutrale Insuline [2]	A	Sehr kurz wirkend[3]	10/4	Apidra (U100) **d** [4,5,6,7]		Liprolog (U100) **a** [4,5,6,7]	Humalog (U100) **a** [4,5,6,7]	NovoRapid (U100) **b** [4,5,6,7]	
Neutrale Insuline [2]	A	Protamin- (50)	15/13			Liprolog Mix 50 (U100) **a** [4,5,6]	Humalog Mix 50 (U100) **a** [4,5,6]		
Neutrale Insuline [2]	A	Misch- (30)	20/15					NovoMix 30 (U100) **b** [4,5,6]	
Neutrale Insuline [2]	A	Analoga[3] (25)	20/15,5			Liprolog Mix 25 (U100) **a** [4,5,6]	Humalog Mix 25(U100) **a** [4,5,6]		
Neutrale Insuline [2]	A	Basal-Analog [3]	30/18				Humalog NPL **a** [11]		
Neutrale Insuline [2]	A	Basal-Analog [3]	90/20					Levemir (U100) **e** [5,6,10]	
Neutrale Insuline [2]	Humaninsulin [1]	Normalinsuline[3] Kurz wirkend	20/8	Insuman Rapid [5,6] Insuman Infusat (U100) [8,9]	B. Braun ratiopharm Rapid [5]	Berlinsulin H Normal (U100)[5]	Huminsulin Normal [5,7]	Actrapid [5,6] Velosulin (U100) [9]	
Neutrale Insuline [2]	Humaninsulin [1]	NPH- (50)	30/14	Insuman Comb 50 [5,6]				Actraphane 50 (U100) [5,6]	
Neutrale Insuline [2]	Humaninsulin [1]	Misch-Insuline[3] (40)	35/15					Actraphane 40 (U100) [5,6]	
Neutrale Insuline [2]	Humaninsulin [1]	(30)	35/16		B. Braun ratiopharm Comb 30/70 [5]	Berlinsulin H 30/70 (U100)[5]	Huminsulin Profil III [5]	Actraphane 30 [5,6]	
Neutrale Insuline [2]	Humaninsulin [1]	(25)	35/16,5	Insuman Comb 25 [5,6]					
Neutrale Insuline [2]	Humaninsulin [1]	(20)	45/17			*Berlinsulin H 20/80 (U100)* [5,14]	*Huminsulin Profil II (U100)* [5,14]	Actraphane 20 (U100) [5,6]	
Neutrale Insuline [2]	Humaninsulin [1]	(15)	45/18	Insuman Comb 15 [5,6]					
Neutrale Insuline [2]	Humaninsulin [1]	(10)	45/19					Actraphane 10 (U100) [5,6]	
Neutrale Insuline [2]	Humaninsulin [1]	NPH-Insuline [3]	45/20	Insuman Basal [5,6]	B.Braun ratiopharm Basal [5]	Berlinsulin H Basal (U100) [5]	Huminsulin Basal [5,6,7]	Protaphane [5,6]	
Neutrale Insuline [2]	Humaninsulin [1]	**Z:** langsam wirkend	120/24					*Monotard HM (U40)* [13]	
Neutrale Insuline [2]	Humaninsulin [1]	**Z:** sehr langsam und lang wirkend	180/28					*Ultratard HM (U40)* [13]	
Tierische Insuline [1]	S	Normalinsuline [3]	20/8			*Insulin SNC (U40)* [14]			Hypurin Porcine Neutral (U100) [5,7]
Tierische Insuline [1]	S	NPH-Misch-I. [3] (30)	35/16						Hypurin Porcine 30/70 Mix (U100) [5,7]
Tierische Insuline [1]	S	NPH-Insuline [3]	45/20						Hypurin Porcine Isophane (U100) [5,7]
Tierische Insuline [1]	S	**Z:** langsam aber kürzer wirkend	90/16					*Novo Semilente MC (U40)* [13]	
Tierische Insuline [1]	R	Normalinsuline [3]	20/8						Hypurin Bovine Neutral (U100) [5,7]
Tierische Insuline [1]	R	NPH-Insuline [3]	45/20						Hypurin Bovine Isophane (U100) [5,7]
Tierische Insuline [1]	R	**Z:** langsam und lang wirkend	120/30						Hypurin Bovine Lente (U100) [7]
Tierische Insuline [1]	R	**PZI**[3]: sehr langsam u. sehr lang wirkend	240/36						Hypurin Bovine PZI (U100) [7]
Saure	S	Normalinsuline	20/8			*Insulin S (U40)* [14]			
Saure	S	Surfen-Insuline	60/16			*B-Insulin S (U40)* [14] *B-Insulin SC (U40)* [14]			
Saure	A	Basal-Analog	60/24	Lantus (U100) **c** [5,6,7]					

Bemerkungen

Jeglicher Insulinwechsel beinhaltet neben Chancen auch Risiken!

W: Anhalt für Wirkbeginn in min. / Wirkdauer in h

- **A:** Analoginsulin
- **I:** Inhalatives Humaninsulin
- **S:** Schweineinsulin
- **P:** Trockenpulver
- **R:** Rinderinsulin
- **Z:** Zink verzögertes Insulin
- **PZI:** Protaminzinkinsulin
- **NPH:** Neutrales Protamin Hagedorn

- **a:** Insulinlispro
- **b:** Insulinaspart
- **c:** Insulinglargine
- **d:** Insulinglulisine
- **e:** Insulindetemir

(U40): **nur** als U-40-Insulin
(U100): **nur** als U-100-Insulin

1. **Umstellung von tierischem Insulin auf humanes nur bei med. Indikation** (BGA v. 26.7.88)
2. Saure u. neutrale Insuline dürfen nicht gemischt werden
3. Nicht mit zinkverzögertem Insulin mischbar
4. Mit NPH-haltigem Insulin nur direkt vor der Injektion mischbar
5. U100 in 3 ml-Kartuschen für Pen
6. U100 in Fertigpens
7. U100 in Flaschen
8. Auch als U100 in Pumpen-Kartuschen
9. U100-Pumpeninsulin in Flasche
10. Konzentration auf U100 abgestimmt
11. Zulassung 2006 erwartet
12. Zulassung in Deutschland angestrebt
13. *Wird z. Zt. abverkauft, gilt evtl. nur für markierte Konfektion*
14. *Aus dem Handel, gilt evtl. nur für markierte Konfektion*
15. Inzwischen vollständig von **Pfizer** übernommen und von der EMEA zugelassen

Veröffentlicht in: Diabetologie und Stoffwechsel 1: 94-100; 2006

Wie wird Insulin gespritzt?

Zunächst ein Wort zu den gefürchteten Insulinspritzen: Die heutigen, modernen Spritzen haben sehr dünne Nadeln, sodass der Einstich kaum zu spüren ist. Praktisch sind die so genannten Pens, die mit einer Insulinampulle bestückt sind: Da das Aufziehen des Insulins entfällt, erlauben sie eine unauffällige Handhabung, beispielsweise im Restaurant oder unterwegs.

WISSEN

Pens gibt es nicht für alle Insuline

Pen = engl. Füllfederhalter. In der Tat erinnern die modernen Pens an elegante bis poppig-bunte Schreibwerkzeuge. Die Verwendung dieser mit vorgefüllten Insulinampullen bestückten Pens ist heute eine attraktive Form der Insulinbehandlung. Allerdings stehen nicht für alle Insuline Pens bzw. die passenden Ampullen zur Verfügung. So ist beispielsweise tierisches Insulin kaum mehr in Pen-Ampullen erhältlich. Über diesen Weg des Pen-Marketings steuert die Pharmaindustrie letztlich den Insulinabsatz. Indem fast nur noch Humaninsulin in fertigen Pen-Ampullen erhältlich ist, wird ohne wissenschaftliche Begründung der Rückzug von tierischen Insulinen forciert, denn die meisten insulinspritzenden DiabetikerInnen wollen nicht auf die Bequemlichkeit eines Pens verzichten.

Insulin wird einfach unter die Haut gespritzt (subkutan). Da Insulin genügend Konservierungs- und Desinfektionsstoffe enthält, muss die Haut vor dem Spritzen nicht mehr extra mit Alkohol gereinigt werden. Am besten bilden Sie eine Hautfalte

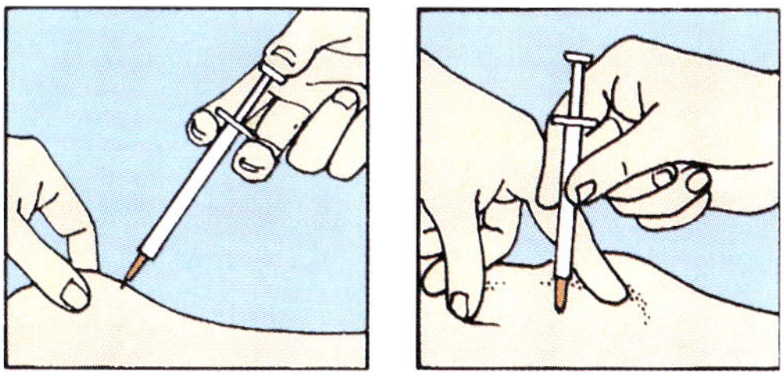

◀ Nicht *in*, sondern *unter* die Haut spritzen – das Insulin muss in das Fettgewebe gelangen. Bei straffer Haut kann mit kurzer Nadel senkrecht gespritzt werden (nicht in Muskel).

Behandlung mit Insulin

Keine Angst, das ▶ Insulin kann nicht in die Kapillaren gelangen (die Nadelspitze ist zu groß).

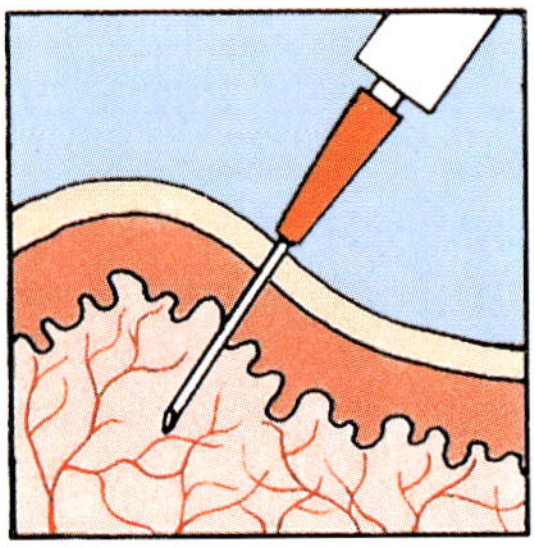

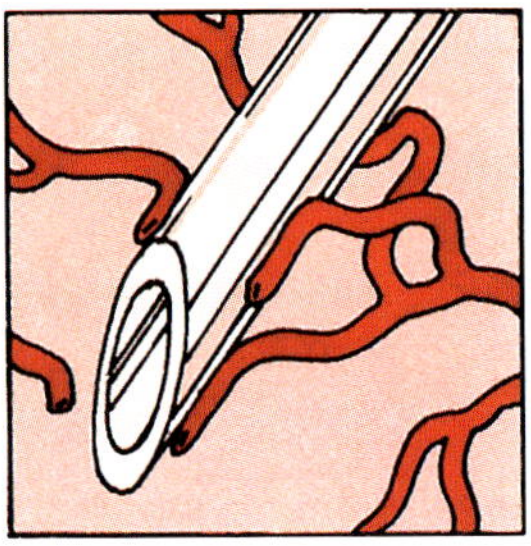

mit Daumen und Zeigefinger und stechen die kurze Nadel unten an der Basis der Falte im rechten Winkel ins Gewebe. Die Nadel muss in der ganzen Länge eingestochen werden. Nach Einspritzen des Insulins ziehen Sie die leere Spritze einfach heraus, ohne den Stempel zurückzuziehen.

Beobachten Sie die Spritzstelle, ob Blut oder Insulin herausfließt. Blut kann austreten, wenn Sie ein Gefäß getroffen haben. Dies bringt Ihnen zwar einen kleinen Bluterguss (Hämatom) ein, ist für die Insulinwirkung aber ohne Bedeutung.

Empfohlene Spritzstellen am Körper sind Oberschenkel, Bauch und Oberarme. Wenn eine andere Person die Injektion aus-

WISSEN

So spritzen Sie Insulin richtig

Die modernen Spritzen haben sehr dünne Nadeln, sodass der Einstich kaum zu spüren ist. Praktisch sind die so genannten Pens, die mit einer Insulinpatrone bestückt sind.

- Insulin wird subkutan, d. h. unter die Haut gespritzt.
- Desinfizieren ist nicht notwendig, da Insulin genügend Konservierungs- und Desinfektionsstoffe enthält. Es kann – ohne dass dies eine Empfehlung ist – auch durch die Kleidung gespritzt werden.
- Empfohlene Spritzstellen sind Oberschenkel, Bauch und Oberarme.
- Wechseln Sie die Spritzstellen regelmäßig, um Verhärtungen des Gewebes vorzubeugen.

führt, kann auch ins Gesäß gespritzt werden. Es ist wichtig, die Spritzstellen systematisch und regelmäßig zu wechseln, damit keine Verhärtungen auftreten. Die unterschiedlichen Injektionsstellen haben außerdem Einfluss auf die Geschwindigkeit, mit welcher das Insulin wirkt. In den Bauch gespritztes Insulin wirkt schneller als dasjenige, welches in den Oberschenkel injiziert wird. Die Wahl der Spritzstelle ist wichtig für die Festlegung des Spritz-Ess-Abstandes oder bei der Korrektur von besonders hohen Werten (Seite 106).

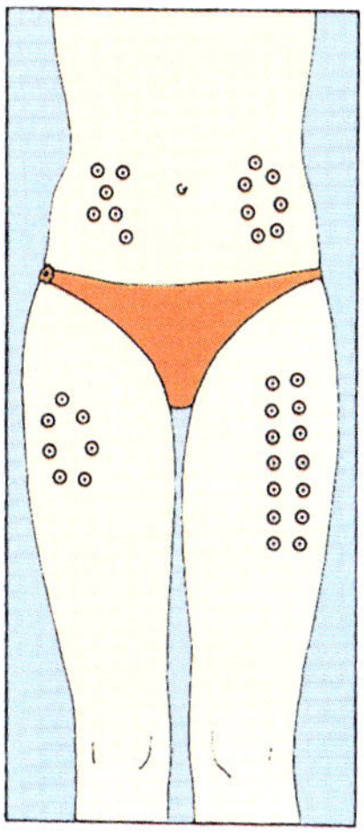

▲ Die Spritzstellen sollten Sie ca. wöchentlich wechseln.

Insuline mit Langzeitwirkung sind vom Aussehen her eine weißlich-trübe Flüssigkeit (Ausnahme: Lantus® ist wasserklar) – im Gegensatz zu den farblos-klaren schnell wirkenden Insulinen. NPH-Insuline müssen, ebenso wie die Mischinsuline, die ja auch einen Anteil an Langzeitinsulin enthalten, wegen des weißen Bodensatzes gut durchmischt werden. Das Fläschchen kippt man ca. 10-mal auf und ab (Drehung um 180 Grad). Eine aktuelle Untersuchung hat gezeigt, dass die volle Durchmischung des Insulins im Pen erst nach 20 Kippbewegungen erreicht ist. Nehmen Sie sich daher Zeit, das Langzeitinsulin im Pen gut zu kippen, um je 180 Grad, damit die tägliche Insulinwirkung stabiler bleibt. Insulin darf nicht geschüttelt werden, da sich sonst die Insulinteilchen im Verzögerungsprinzip ungleich verhalten.

WISSEN

Besonderheiten bei Langzeit- und Mischinsulinen

NPH-isophane Insuline sowie Mischinsuline müssen vor jeder Injektion gut durchmischt werden. Insulin, das nicht richtig durchmischt ist, hat nicht die erwartete Wirkung. Ungenügend gekipptes, »trübes« Insulin kann die Ursache nicht erklärbarer Hypoglykämien sein z. B. während der Nacht.

- Insulin darf nicht geschüttelt werden.
- Fläschchen werden nicht mehr zwischen den Handflächen hin- und hergerollt, sondern mindestens 10-mal auf und ab gekippt.
- Pens erfordern mehr Kippbewegungen. Erst nach 20-mal ist eine gute Durchmischung erreicht.

Behandlung mit Insulin

Die Insulindosis anpassen!

Bitte beachten: Die Insulinempfindlichkeit ist je nach Tageszeit unterschiedlich!

Grundsätzlich muss bei der Anpassung der Insulindosen vor den Mahlzeiten und vor dem Zubettgehen die wechselnde Insulinempfindlichkeit berücksichtigt werden (siehe auch Seite 85). Zur Verdeutlichung wird im folgenden Beispiel nochmals kurz in einem Beispiel auf den Zusammenhang von Insulinempfindlichkeit, Insulinwirkung und Tageszeit eingegangen: Tagesdosis 40 Einheiten (= E), aufgeteilt in gleich große 4-mal 10 E-Dosen bzw. individuell angepasste Insulindosen.

Wirkung von Insulin je nach Tageszeit und Insulinempfindlichkeit

Tageszeit	Starre Insulindosis	Blutzuckerabfall	Individuell angepasste Insulindosen
6–12 Uhr	10 E	(↓)	14 E
12–18 Uhr	10 E	↓↓	10 E
18–24 Uhr	10 E	(↓)	12 E
24–6 Uhr	10 E	↓↓↓	4 E

↓ = mehr oder weniger ausgeprägte Insulinwirkung bei gleichen Dosen von beispielsweise 10 E, im Vergleich zu angepassten Insulindosen

Zehn Einheiten Insulin bewirken in der Regel je nach Tageszeit (= Insulinempfindlichkeit) einen unterschiedlichen Blutzuckerabfall. Man muss stets an diese unterschiedliche Wirkung denken: Die gleiche Kohlenhydratmenge braucht somit am Morgen und am Abend mehr Insulin als am Mittag, am wenigsten während der Nacht.

Beispiele für Insulinanwendungen

Wir stellen Ihnen im Folgenden einige einfache Insulinbehandlungen für Typ-2-Diabetes, aber auch für Typ-1-Diabetes vor, die sich als »Einstieg« in der Praxis bewährt haben.

Alle genannten Beispiele können Sie nur mit Unterstützung und Beratung in der ärztlichen Sprechstunde durchführen!

Für den Tag: Isophane Insuline

Bei erhöhten Blutzuckerwerten während des ganzen Tages kann mit einer Dosis isophanem Insulin z. B. Hypurin® isophane (in der Schweiz erhältlich) am Morgen eine nahezu 24-stündige Wirkung erreicht werden. Bei regelmäßig erhöhten Nüchternwerten, z. B. über 10 mmol/l = 180 mg/dl und Tageswerten noch im Bereich von 7–10 mmol/l = 130–180 mg/dl empfiehlt sich eine Spätdosis eines mittellang wirkenden 12-h-Insulins vor dem Zubettgehen.

Info

Das Phänomen der morgendlich erhöhten Blutzuckerwerte nennt man »Dawn-Phänomen« (engl. dawn = Morgendämmerung). Ab 2–3 Uhr verringert sich die Insulinempfindlichkeit des Organismus. In dieser Zeit lässt oft auch die Wirkung des vor dem Zubettgehen injizierten Insulins nach, sodass der Nüchternwert erhöht ist. Nicht selten liegt die Ursache eines erhöhten Nüchternwertes aber auch in einer nächtlichen Hypoglykämie mit nachfolgender Gegenregulation (siehe auch Seite 133).

Für die Nacht: Semilente® MC

Bevorzugtes Insulin für die Versorgung in der Nacht ist Semilente®. Es ist ein mittellang (12 h) wirkendes Zinkinsulin ohne tierischen Eiweißzusatz (Protamin) – siehe auch Seite 107. Das Semilente®-Originalpräparat der Firma Novo Nordisk wird nicht mehr produziert. Generisches Semilente kann über internationale Apotheken beispielsweise aus Osteuropa importiert werden. Semilente® hat eine zweigipflige Wirkungskurve: Während der ersten sechs Stunden wirkt es sanft, was

Behandlung mit Insulin

WISSEN

Nachts Semilente® – die Vorteile

- Semilente® hat eine gute Wirkung bei zu hohen Nüchternblutzuckerwerten infolge nächtlicher Hypoglykämie.
- Um die Spätdosis von Semilente® anzupassen, müssen Blutzuckerbestimmungen vor dem Schlafengehen sowie am frühen Morgen durchgeführt werden. Zur Sicherheit sollte ab und zu eine Blutzuckerbestimmung zur Risikozeit zwischen 1 und 2 Uhr morgens (= natürliche erhöhte Insulinempfindlichkeit, daher größeres Risiko für Hypoglykämien) erfolgen.
- Die Semilente®-Dosis ist eine Erfahrungsdosis, welche – einmal festgelegt – über lange Zeit stabil gehalten werden kann. So erreicht man eine bisher kaum mögliche Reproduzierbarkeit, d. h. wenig Schwankungen im Bereich des Nüchternblutzuckers. Bei kleinen Dosen bietet es Schutz vor nächtlicher Hypoglykämie.

besonders wegen des erhöhten Hypoglykämie-Risikos zwischen 1 und 2 Uhr morgens günstig ist. Während der folgenden sechs Stunden wirkt der zweite »Gipfel« auf den wiederansteigenden Morgenblutzucker.

Semilente® gleicht zu große Blutzuckerschwankungen vor und nach dem Frühstück aus.

Semilente® hat daher im Vergleich zu den üblichen NPH-Insulinen (sowohl humane als auch tierische) bei über $^2/_3$ unserer Patientinnen und Patienten eine bessere Wirkungscharakteristik: Erstens fängt es den Blutzuckeranstieg zwischen 5 und 7 Uhr morgens auf. Zweitens wirkt es dem Blutzuckeranstieg entgegen, der durch das nachfolgende Frühstück bedingt ist, und zwar so lange, bis das kurz wirkende Insulin, welches vor dem Frühstück gespritzt wird, voll zur Wirkung kommt.

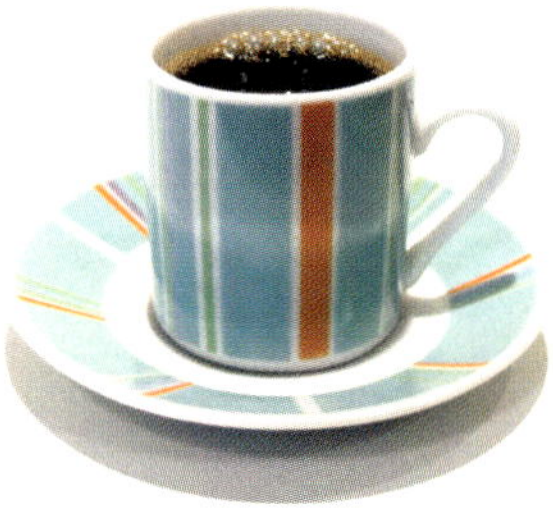

Da Semilente ab 2006 nicht mehr produziert wird, gibt die Firma Novo Nordisk zu Semilente MC folgende Umstellungsempfehlungen:

NPH Verzögerungsinsuline, z. B. Hypurin Porcine Isophane:

- In der Regel dosisgleich.
- Eine Dosiserhöhung kann notwendig sein.
- Verabreichung der abendlichen Dosis vorzugsweise nach 22 Uhr.
- Imbiss vor der Bettruhe in Betracht ziehen.
- Blutzuckermessung während der Umstellung vor allem um 3 Uhr morgens.
- Morgenwerte sind unter Umständen höher zu erwarten.

▼ Schnell wirkende Insuline helfen, zu hohe Blutzuckerwerte zu korrigieren.

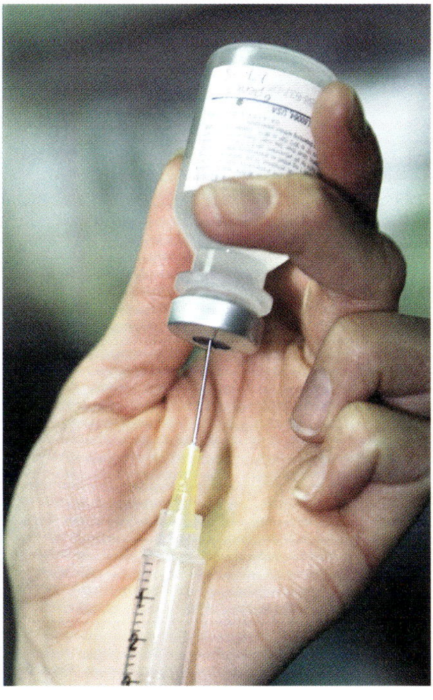

Lang wirksame Analoginsuline, z. B. Levemir:

- In der Regel dosisgleich.
- Eine Dosiserhöhung kann notwendig sein.
- Verabreichung der abendlichen Dosis vorzugsweise nach 22 Uhr.
- Blutzuckermessung während der Umstellung vor allem um 3 Uhr morgens.

Behandlung mit Insulin

3-mal schnell wirkendes Insulin zu den Hauptmahlzeiten

Bei diesem Beispiel wird kurz wirkendes Insulin auf drei Hauptmahlzeiten verteilt. Diese Variante ist auch geeignet als erster Schritt zur Einleitung einer Insulinbehandlung.

Morgen/Vormittag: »Morgeninsulin«: Schnell wirkendes Insulin zum Frühstück hält den Blutzucker im Laufe des Vormittags unter Kontrolle. Am Vormittag zwischen 10–11 Uhr ist die Insulinempfindlichkeit eher gering. Die Wirkdauer einer kleinen Dosis von 4–8 Einheiten beträgt 4–6 Stunden, eine Dosis von 8–12 und mehr Einheiten 6–8 Stunden. Die charakteristische Wirkdauer der verschiedenen Insuline verlängert sich mit der Erhöhung der Dosis.

WISSEN

Schnell wirkendes Insulin direkt zum Essen

- Die Wirkung von Normalinsulin setzt ca. 20 Minuten (bei einigen Analoga schneller) nach der Injektion ein, die Hauptwirkung liegt auf dem Zeitpunkt nach dem Essen. Bis zur nächsten Mahlzeit – und damit bis zur nächsten Insulingabe – ist die Wirkung ausgeklungen.
- Die jeweilige Einzeldosis bleibt bei dieser Aufteilung auf drei Injektionen kleiner als bei den beliebten Mischinsulinen. Somit ist auch das Risiko einer Hypoglykämie deutlich geringer.
- Eine Blutzuckeruntersuchung vor jeder Mahlzeit ist notwendig, um die Zahl der Insulineinheiten für die entsprechende Kohlenhydratmenge festzulegen. Außerdem kann so bei der nächsten Messung beurteilt werden, ob die Einheiten ausgereicht haben oder ob eine höhere Dosierung nötig ist.
- Die Insulinverteilung auf 6-h-Perioden gestattet eine flexible Insulinbehandlung mit einer hohen Erfolgsquote im Vergleich zu einer einmaligen Injektion eines mittellang wirkenden Insulins.

Nachmittag: »Mittaginsulin«: Eine Mittagsdosis kurz wirkenden Insulins deckt den Blutzucker bis zum Abend ausreichend ab, wenn es vor dem Mittagessen oder etwas später gespritzt wird. Die Wirkung hält bis zum Abend an. Die Dosis kann wegen der besseren Wirkung kleiner als am Morgen sein.

Abend: »Abendinsulin«: Am Abend ist die Wirkung von Insulin deutlich schwächer. Daher sollte die Einheitenzahl für das Abendessen zwischen der für das Frühstück und derjenigen für das Mittagessen liegen. Das Insulin für das Abendessen deckt die Zeit bis zum Schlafengehen ausreichend ab.

Eine Einleitung der Insulintherapie bei Typ-2-Diabetes sollte in kleinen, vorsichtigen Schritten erfolgen. Erst wenn sich nach mehreren Tagen gezeigt hat, dass die eingesetzte Dosis zu niedrig war, darf sie erhöht werden. Nach diesen Überlegungen kann mit dem folgenden Insulinschema zu den Mahlzeiten vorgegangen werden:

Insulin je nach individuellem Bedarf

Vorgehensweise	vorsichtig	sicherer	kräftig	bei beginnender Insulinresistenz
Vor dem Frühstück	8	12	16	20
Vor dem Mittagessen	4	8	12	16
Vor dem Abendessen	6	10	14	18

Die Zahlen sind die Einheiten schnell wirkenden Normalinsulins, die vor den entsprechenden Mahlzeiten injiziert werden

Behandlung mit Insulin

▼ Eine Spätdosis ist zu Beginn des Diabetes Typ 2 meist noch nicht nötig.

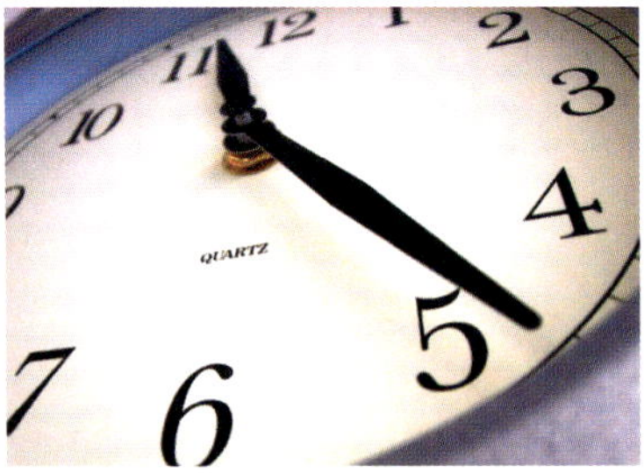

3-mal schnell wirkendes Insulin zu den Mahlzeiten und länger wirkendes Insulin für die Nacht

Das Prinzip, schnell wirkendes Insulin zu den Mahlzeiten zu geben, kann durch ein mittellang bis lang wirkendes Insulin für die Nacht ergänzt werden. In vielen Fällen ist beim Typ-2-Diabetes am Anfang keine Spätdosis für die Nacht notwendig. Erst wenn der Blutzucker während der gesamten Nacht erhöht ist (nicht erst gegen Morgen hin), wird ein »Nachtinsulin« notwendig. Dieses Vorgehen bildet den Übergang zur intensivierten Insulintherapie.

Nacht: »Spätinsulin«: Nach Mitternacht besteht eine deutlich erhöhte Insulinempfindlichkeit, sodass schnell wirkendes Insulin zur Bettzeit in der Regel nicht empfohlen wird. Bei der Verwendung von mittellang oder lang wirkendem Insulin bereits zum Abendessen besteht dagegen zwischen Mitternacht und 3 Uhr morgens die Gefahr einer Hypoglykämie. Im Rahmen der Einleitung einer Insulintherapie – außerhalb einer dringlichen Stoffwechselsituation – besteht die Möglichkeit, in einer ersten Phase auf die Insulininjektion vor dem Zubettgehen zu verzichten. Schließlich isst man selten um Mitternacht!

Bei erhöhtem Nüchternblutzucker ist für viele Patienten und Patientinnen Semilente® das Insulin der Wahl. Es hat in kleinen, angepassten Spätdosen eine sehr kleine nächtliche Hypoglykämie-Rate im Vergleich zu humanem oder auch tierischem NPH-Insulin.

Einsatz von Mischinsulinen »Mix«

Beliebt – aber kein »Hit« für ein Ziel-HbA_1c von 7–8 % – ist der Einsatz von Präparaten, die in vom Hersteller vorgefertigten Mischungen vorliegen, beispielsweise beim bevorzugten Mischungsverhältnis von 30 % rasch wirkendem Insulin zu 70 % lang wirkendem Insulin.

Vorteile: Die Verwendung von Mischinsulinen erfordert weniger Schulung und Erfahrung sowohl vom Arzt/der Ärztin als auch vom Patienten/der Patientin. Zudem sind deutlich weniger Blutzuckerbestimmungen nötig. Anstelle von täglicher flexibler Anpassung kann über längere Zeit (etwa 3 Monate) eine konstante Dosis verabreicht werden – beispielsweise zwei Drittel der Gesamttagesdosis vor dem Frühstück und ein Drittel vor dem Abendessen. Zwei Injektionen täglich sind natürlich auch weniger belastend im Alltag.

Nachteile: Die traditionelle Behandlung mit 1–2 Injektionen täglich hat aber den Nachteil, dass oft aus Bequemlichkeit eine unbefriedigende Diabeteskontrolle ($HbA_1c > 8\,\%$) in Kauf genommen wird. Nachteilig ist auch die mangelnde Flexibilität dieses 2-mal-»Mix«-Schemas: Zur jeweiligen Hauptwirkungszeit des Mischinsulins mit der überlappenden Wirkung der kurz wirkenden und der lang wirkenden Komponente müssen Mahlzeiten eingenommen werden. Bei Steigerung der abendlichen Insulindosen ist die nächtliche Hypoglykämie nach Mitternacht eine häufige Folge. So ist auch die Verwendung von Mischinsulin zur Schlafenszeit problematisch, da die Wirkung dieser Präparate nach Mitternacht zu stark sein kann.

Info

Der HbA_1c-Wert gibt die durchschnittliche Zuckerkonzentration in den roten Blutkörperchen an – eine Art Blutzucker-Langzeitgedächtnis des Körpers für die letzten 8–10 Wochen (siehe auch Seite 131).

Im Seniorenalter kann mit einer einmaligen Injektion von Mischinsulin vor dem Frühstück ein zufriedenstellendes Behandlungsresultat erzielt werden, sodass zumindest keine akute Entgleisung (Hyperglykämie) zu befürchten ist. Die Prävention von Langzeitfolgen rückt bei dieser Behandlungsform eher in den Hintergrund.

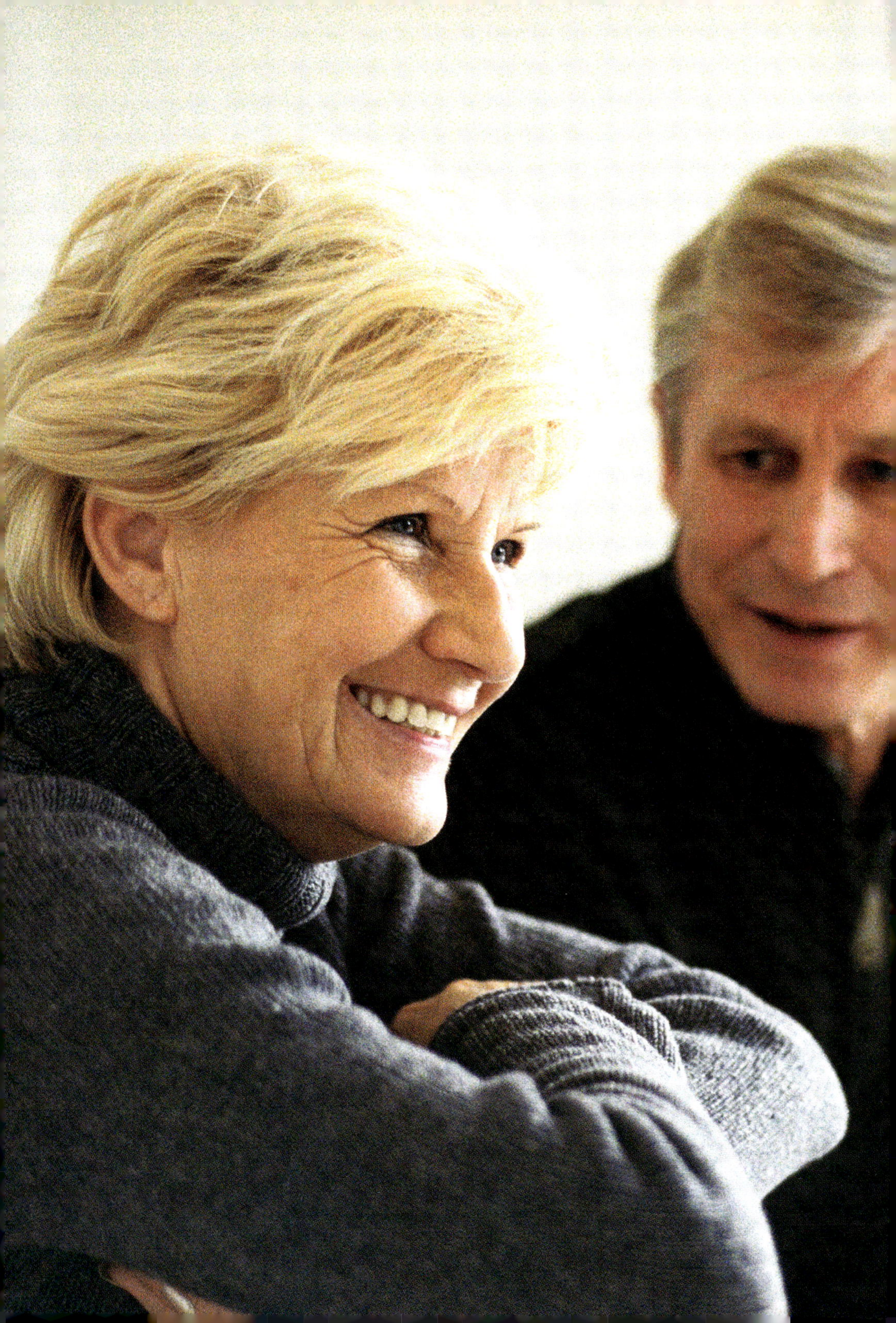

Leben mit Diabetes

Welche Kontrollen Sie machen müssen, um Ihren Blutzuckerspiegel im »grünen« Bereich zu halten, was in einem Notfall zu tun ist und wie Sie Ihren Diabetes richtig managen und sich damit Lebensqualität und Lebensfreude erhalten, erfahren Sie in in diesem Kapitel.

Leben mit Diabetes

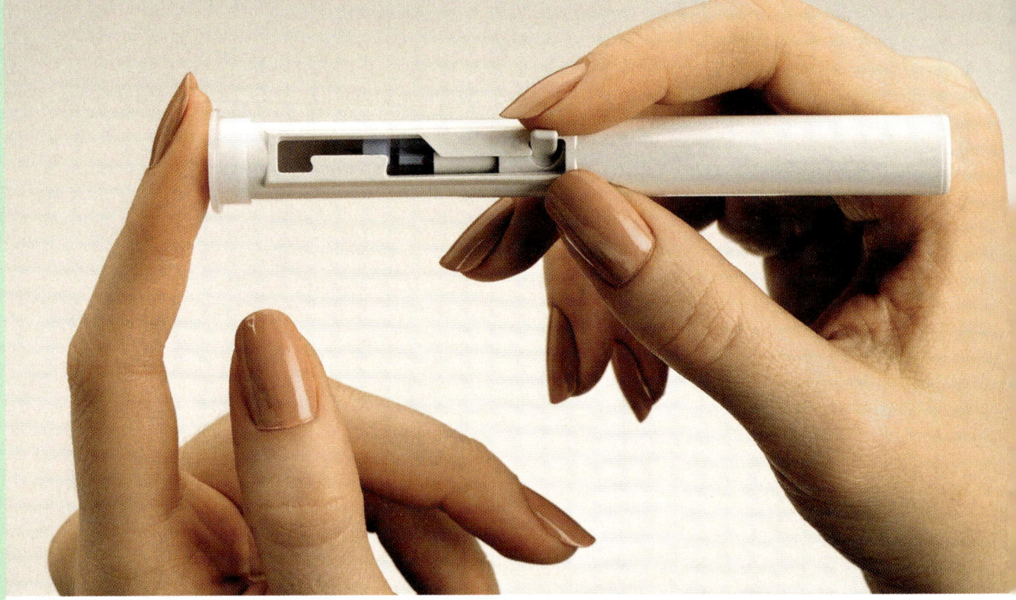

Wichtige Eckwerte für Kontrollen

Bei den regelmäßigen Besuchen wird Ihr Arzt oder Ihre Ärztin mit Ihnen einige wichtige Behandlungsresultate besprechen. Sie sollten informiert sein, was mit den vielen Laborwerten und Abkürzungen, die für den Laien oft nicht verständlich sind, gemeint ist. Dies ist auch im Hinblick auf Ihre tägliche Selbstkontrolle sehr wichtig. Daher werden an dieser Stelle nicht nur die Werte und Abkürzungen erklärt, sondern auch gleich Hinweise gegeben, wie man Selbstkontrollen durchführen kann und welche Normal- und Grenzwerte gelten. So können Sie immer selbstständig vergleichen, ob Sie Ihr Behandlungsziel erreicht haben oder ob etwas geändert werden sollte.

Blut- oder Urinzucker-Selbstkontrollen sind bei Diabetes – unabhängig von der Behandlungsform – unumgänglich. Sie ermöglichen eine individuelle Anpassung der Ernährung sowie – bei körperlicher Aktivität – der blutzuckersenkenden Tabletten bzw. des Insulins. Bei guter Schulung und genügend Erfahrung können Sie den Blutzucker auch unter wechselnden

WISSEN

Die wichtigsten Diabeteskontrollen

- Der Blutzucker ist der zu einem bestimmten Zeitpunkt vorhandene Zucker im Vollblut oder Plasma.
- Der Urinzucker ist der während der letzten Stunden (seit dem letzten Wasserlassen) ausgeschiedene Zucker. Urinzucker wird erst ab Werten von etwa 10 mmol/l (180 mg/dl) ausgeschieden.
- Das zuckerhaltige Hämoglobin (HbA_1c) verweist auf den Durchschnittsblutzucker während der letzten drei Monate. Dies ist der wichtigste Praxistest für die Langzeitkontrolle des Diabetes.

Umständen im Laufe des Tages im Bereich von 6 mmol/l (=110 mg/dl) bis 8 mmol/l (= 140 mg/dl) halten. Weitergehende Diabeteskontrollen mit verschiedenen Tests werden von Fachpersonen in der Arztpraxis oder in Beratungsstellen durchgeführt.

Urinzucker

Bei erhöhtem Blutzucker (ab 10 mmol/l bzw. 180 mg/dl) wird Zucker über den Harn ausgeschieden (sog. Nierenschwelle, vgl. Seite 22 f). Der Urinzuckertest ist ein einfacher und kostengünstiger Test. Ein Teststreifen wird in den Plastikbecher mit Urin oder in den Harnstrahl getaucht und nimmt je nach Zuckergehalt eine bestimmte Farbe an. Er reagiert in der Regel bei einem Blutzucker von 9–10 mmol/l = 160–180 mg/dl und gibt somit nur an, *ob* der Blutzucker erhöht ist, nicht *wie* hoch er ist. Wenn der Test trotz noch höherer Werte nicht reagiert, liegt eine erhöhte Nierenschwelle vor. Dies ist bei herabgesetzter Nierenfunktion, z. B. im Alter, der Fall. Ein bis zwei Stunden nach

Info

Seit dem intensiven Propagieren der Blutzuckerselbstmessung ist der Urinzuckertest in Vergessenheit geraten. Doch vor allem bei einem unkomplizierten, gut einstellbaren Typ-2-Diabetes ist er völlig ausreichend und spart Kosten: Die Urinzuckerteststreifen kosten durchschnittlich nur 20 % dessen, was ein Blutzuckerteststreifen kostet.

dem Essen fällt ein Urinzuckertest oftmals »positiv« aus, der Blutzucker war also so weit angestiegen, dass Zucker über den Urin ausgeschieden wurde. Kurze Zeit später kann sich der Blutzucker wieder normalisiert haben, sodass eine zweite Probe negativ ausfällt. Die Messung des Urinzuckers gibt also nur Aufschluss darüber, ob der Blutzuckerspiegel über kürzere oder längere Zeit erhöht war.

Blutzucker

Der mit Insulin behandelte Typ-2-Diabetes erfordert regelmäßige Blutzuckermessungen vor und nach den Mahlzeiten.

Eine zeitlich genaue Kontrolle ist nur mit einer Blutzuckerbestimmung möglich. Auch ist bei eingeschränkter Nierenfunktion, z. B. bei älteren Menschen, die Ausscheidung von Urinzucker nicht mehr verlässlich.

Es gibt zahlreiche Testgeräte, mit denen der Blutzucker zu Hause oder unterwegs einfach kontrolliert werden kann. Mit einer kleinen Lanzette stechen Sie sich in den Finger (bei guter Technik schmerzfrei!) und geben einen Tropfen Blut auf den Teststreifen. Die Farbreaktion aufgrund des Blutzuckers wird vom Gerät gemessen. Es gibt auch Teststreifen, die visuell (d. h. anhand einer Farbskala) abgelesen werden können.

In der Tabelle unten finden Sie die Werte, die bei Typ-2-Diabetes anzustreben sind. Es gibt nicht »den« guten Blutzuckerwert. Entscheidend ist immer, zu welcher Tageszeit der Wert

Anzustrebende Blutzuckerwerte bei Typ-2-Diabetes

Zeitpunkt	mmol/l	mg/dl
Morgendlicher Nüchternwert, vor den Mahlzeiten	5–8	90–140
1–2 h nach dem Essen	8–10	140–180
grundsätzlich	nicht über 10	nicht über 180

bestimmt wird und ob er vor oder nach dem Essen gemessen wird. Ein Blutzuckeranstieg nach dem Essen ist auch beim Gesunden zu beobachten und deshalb normal. Daher gelten für die Zeiten nach den Mahlzeiten andere Richtwerte als z. B. für die Morgenstunden vor dem Frühstück.

Der Blutzucker ist immer nur ein aktueller Wert, d. h. er sagt nichts über den Tages-, Wochen- oder Monatsdurchschnitt aus. Ein schlechter Wert ist daher kein Grund zur Panik, ebenso wie ein guter Wert keine Nachlässigkeit in der weiteren Behandlung erlaubt.

Das Blutzucker-Langzeitgedächtnis HbA_1c

Dieser Test gibt Aufschluss über den mittleren Blutzucker einer längeren Periode (ca. drei Monate). Das Hämoglobin (roter Blutfarbstoff) bindet während der Lebensdauer der roten Blutkörperchen (Erythrozyten) je nach Blutzuckerverlauf mehr oder weniger Glukose fest an sich. Während beim Blutzucker-Test der täglich schwankende Plasmazucker gemessen wird, misst der HbA_1c-Test den mittleren Blutzuckergehalt im nur träge sich verändernden Hämoglobin-Zucker und wird in Prozent zuckerhaltigen Hämoglobins ausgedrückt. Der HbA_1c-Wert verweist somit indirekt auf den mittleren Blutzucker der letzten drei Monate (= »Lebensdauer« der roten Blutkörperchen),

Hb = Hämoglobin (Blutfarbstoff in den roten Blutkörperchen), A_1c = spezifische, blutzuckerbindende Eiweißkette

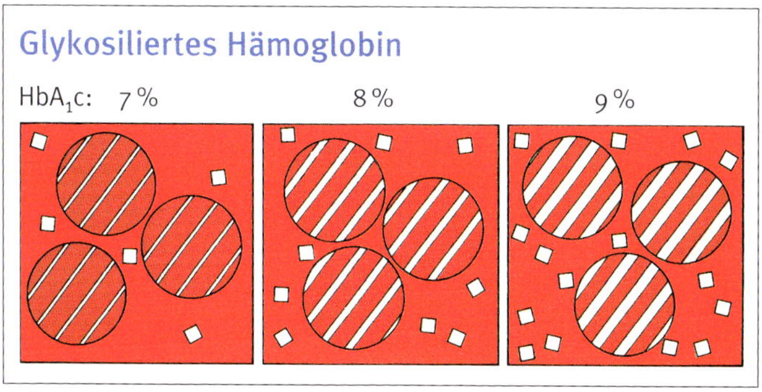

◀ Der HbA_1c-Test misst den an die roten Blutkörperchen gebundenen Zucker.

Zielwerte für die HbA_1c-Langzeitkontrolle bei Diabetes

Langzeitwert HbA_1c	Schutz vor Langzeitfolgen	HbA_1c entspricht einem mittleren BZ von
unter 7 %	gut	unter 8 mmol/l = 140 mg/dl
unter 8 %	akzeptabel	unter 10 mmol/l = 180 mg/dl
über 8 %	eingeschränkt	über 10 mmol/l = 180 mg/dl

ähnlich wie man mit einem Regenmesser auf die mittlere tägliche Regenmenge schließen kann. Eine Tabelle über die Beziehung zwischen HbA_1c und dem durchschnittlichen Blutzucker finden Sie auf Seite 169.

Azeton

Der Urin kann nicht nur auf Zucker, sondern – ebenfalls mit einem speziellen Teststreifen – auch auf Azeton untersucht werden. Azeton bildet sich beim Fettsäurenabbau und wird als »Abfallprodukt« über den Urin ausgeschieden. Dies ist der Fall bei akuten, z. B. fieberhaften Erkrankungen, bei Erbrechen oder bei Stoffwechselentgleisungen (siehe folgendes Kapitel). Der Teststreifen verfärbt sich auf dem Feld für Azeton violett.

Achtung

Bei hohem Urinzuckergehalt ist eine stark positive Azetonprobe (++ oder gar +++) ein Warnsignal für drohende Ketoazidose (diabetisches Koma).

Azeton ist allerdings nicht immer gleichbedeutend mit einem erhöhten Blutzucker. So kann beispielsweise beim Fasten (sog. »Hungerazeton«) oder nach einer Hypoglykämie durch den Fettsäurenabfall Azeton ausgeschieden werden, ohne dass der Blutzucker erhöht ist. Azetonausscheidung verweist aber auf jeden Fall auf eine Störung des Stoffwechsels.

Akute Diabeteskomplikationen

Zu niedriger Blutzucker (Hypoglykämie)

Häufigste Nebenwirkung von Insulin oder blutzuckersenkenden Tabletten ist die Hypoglykämie (Unterzuckerung). Von einer Unterzuckerung spricht man, wenn der Blutzucker unter 2,8 mmol/l = 50 mg/dl fällt (biochemische Hypoglykämie) oder klinische Zeichen einer Hypoglykämie auftreten – dies kann schon bei Werten unter 4 mmol/l = 70 mg/dl der Fall sein.

Hypoglykämie ist nach Alkohol die häufigste Ursache für plötzliche Bewusstlosigkeit am Steuer!

Eine Unterzuckerung kann sich langsam anbahnen, aber auch unerwartet und plötzlich eintreten.

- Symptome bei leichter bis mäßiger Unterzuckerung sind Schwitzen, Blässe, Herzklopfen, Zittern, Ängstlichkeit und Heißhunger (»Adrenalin«-Frühwarnzeichen) sowie Kribbeln, Kopfschmerzen, Schläfrigkeit und Bewusstseinsstörungen (neuroglykopenische Syndrome)
- Bei mittelschwerer Ausprägung stehen Konzentrations-, Seh-, Koordinations- und Verhaltensstörungen, Verwirrungszustand (Hirn-Hypoglykämie) im Vordergrund.
- Schwere Unterzuckerung führt zu irrationalem Verhalten (Depressionen, Aggression, unmotiviertes Lachen, Verstummen, Gähnen), Krämpfen, Lähmungserscheinungen bis hin zur Bewusstlosigkeit – hier ist Fremdhilfe erforderlich!

WISSEN

Hypoglykämie – was tun?

- Sobald Zeichen einer Unterzuckerung bemerkt werden, müssen sofort 10–20 g rasch verwertbarer Zucker, z. B. 3–6 Würfelzucker oder Traubenzucker, genommen werden.
- Ebenfalls geeignet sind 0,1–0,2 l Cola (nicht Cola light, da dieses keinen Zucker enthält!), Orangensaft oder andere Fruchtsäfte.
- Im Anschluss an eine Hypo immer eine kleine zusätzliche Mahlzeit einnehmen und am nächsten Tag die verantwortliche Insulindosis reduzieren.

Leben mit Diabetes

Info

Die »klassischen«, durch eine vermehrte Adrenalinausschüttung bedingten Zeichen sind häufig unter tierischem Insulin besser wahrnehmbar als unter synthetischem Humaninsulin. Neuroglykopenische Symptome sind häufig Erstsymptome unter körpereigenem Insulin bei Tablettenbehandlung oder unter gespritztem synthetischem Humaninsulin.

Eine Bewusstlosigkeit ist mit einer schnellstmöglichen Zufuhr von intravenöser Glukoselösung zu beheben. Diese Maßnahme kann nur vom medizinischen Fachpersonal durchgeführt werden! Daher müssen DiabetikerInnen, die in ein hypoglykämisches Koma fallen, in der Regel notfallmäßig in eine Klinik eingewiesen werden. Das Tragen eines Diabetikerausweises oder einer SOS-Kapsel hilft der Umgebung, in Notfallsituationen zu erkennen, dass sie an Zuckermangel leiden und verweisen auf den Zuckervorrat, den sie immer bei sich tragen sollten.

Für den Notfall kann Glukagon – ein Hormon, welches den Zuckervorrat in der Leber mobilisiert – im Kühlschrank aufbewahrt werden (z. B. GlucaGen® Fertigspritze Hypo-Kit). Es wird wie Insulin unter die Haut oder in den Muskel gespritzt und ermöglicht Angehörigen und Eingeweihten, bei Bewusstlosigkeit sofort zu handeln.

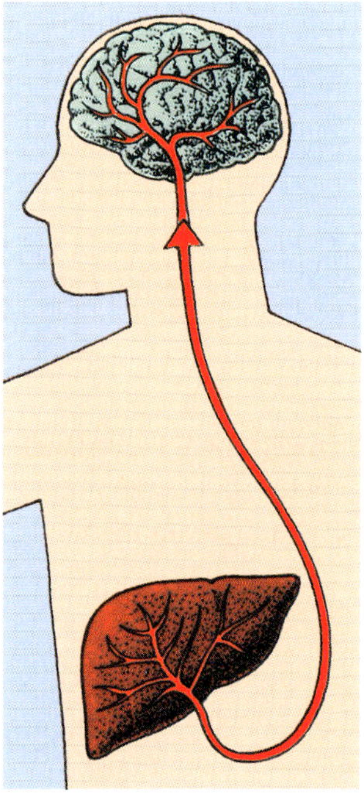

Bei akutem Blutzuckerabfall ▶ stellt die Leber sofort Glukose bereit, um die Signalübertragungen im Gehirn zu gewährleisten.

WISSEN

Gründe für eine Hypoglykämie

- Verwechslung von schnell wirkendem mit verzögert wirkendem Insulin.
- Zu hohe Insulindosierung.
- Zu rasche Insulinwirkung bei ungünstiger Insulinwahl
- Ausgelassene/reduzierte Mahlzeit oder Zwischenverpflegung.
- Intensive körperliche Anstrengung (auch noch nach mehreren Stunden oder in der folgenden Nacht).
- Auch durch die Einnahme von oralen Antidiabetika (z. B. Sulfonylharnstoffe, z. B. Glibenclamid), welche die Wirkung von eigenem Insulin verstärken, kann die Ausschüttung von körpereigenem Insulin unerwartet stark und plötzlich erfolgen. Die daraus entstehende Hypoglykämie dauert dann so lange an, wie der Wirkstoff im Blut vorhanden ist – möglicherweise über mehrere Stunden.

Zu hoher Blutzucker (Hyperglykämie)

Bei – bekanntem oder noch unbekanntem – Diabetes kann körpereigener Insulinmangel oder Weglassen der Insulininjektion den Blutzucker auf hohe bis sehr hohe Werte ansteigen lassen, sodass die Gefahr eines diabetischen Komas mit oder ohne Azetonurie (= Azeton im Urin) besteht (siehe auch Seite 132).

Hyper = hoch, glyk = Glukose (Zucker), ämie = Blut

Die Symptome einer Hyperglykämie sind Mattigkeit, zunehmende Schläfrigkeit, Übelkeit, Erbrechen, Bauchschmerzen (häufige Fehldiagnose: Blinddarmentzündung), tiefe Atmung, trockene Mundhöhle (häufige Fehldiagnose: Angina), großer Durst und Bewusstseinstrübung. Als Folge des akuten Insulinmangels und Fettabbaus bilden sich im Blut Ketonsäuren (Ketoazidose), erkennbar am Azetongeruch (Geruch wie vergärendes Obst) und positivem Azetontest im Urin.

Bei älteren Menschen besteht das Risiko, dass solche Symptome falsch beurteilt werden. Der Diabetes entgleist dann fast unbemerkt. Eine Ketoazidose-Vergiftung erfordert unbedingt notfallmäßige Behandlung in einer Klinik mit stündlicher Insulingabe.

Leben mit Diabetes

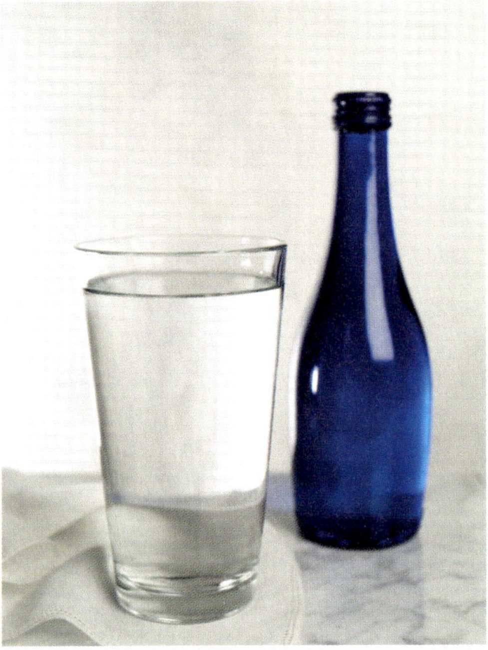

Durch starke Austrocknung (Dehydrierung) des Körpers, z. B. durch große Hitze oder starkes Schwitzen, kann beim Typ-2-Diabetes mit und ohne Tabletten- bzw. Insulinbehandlung ein nichtketotisches Koma (d. h. ohne Azeton im Urin) mit sehr hohen Blutzuckerwerten auftreten. In einem solchen Fall ist die Flüssigkeitszufuhr noch wichtiger als die Insulingabe.

◀ Achten Sie immer darauf, reichlich zu trinken.

WISSEN

Akute Komplikationen und Gefahren

- Hypo- und Hyperglylämie können – nicht rechtzeitig erkannt und behandelt – zu Bewusstlosigkeit führen.
- Die Hypoglykämie kann innerhalb von Minuten oder gar Sekunden auftreten! Sie führt zu Störungen des zentralen Nervensystems.
- Eine Hyperglykämie entwickelt sich im Laufe mehrerer Stunden oder Tage. Sie bewirkt eine Blutübersäuerung bis hin zur Ketoazidose-Vergiftung.
- Tragen Sie immer einen Zuckervorrat sowie einen Diabetikerausweis oder eine SOS-Kapsel mit dem Vermerk »Diabetes« bei sich.
- Informieren Sie Ihre Familie, Ihren Freundes- und Bekanntenkreis über Ihren Diabetes und die Maßnahmen, die bei einer drohenden oder bestehenden Hypoglykämie getroffen werden müssen.

Besondere Situationen

Auto fahren

Sowohl bei Tabletten- als auch bei Insulinbehandlung ist die Gefahr einer Unterzuckerung grundsätzlich gegeben. Dies muss bei der Teilnahme am Straßenverkehr immer berücksichtigt werden: Auch wenn es sich nur um eine kurze Autofahrt handelt, sollten Sie sich der Möglichkeit einer Hypoglykämie während des Fahrens immer bewusst sein und entsprechende Vorsichtsmaßnahmen ergreifen. Der häufigste Grund für das plötzliche Auftreten einer Hypoglykämie sind das Auslassen oder Verzögern einer Mahlzeit oder verstärkte körperliche Aktivität, die einen Blutzuckerabfall zur Folge haben können. Denken Sie also daran, vor der Fahrt den Blutzucker zu bestimmen und Ihre Mahlzeiten rechtzeitig und in der gewohnten Menge zu sich zu nehmen.

Bei Autofahrten stets sorgfältig auf den Blutzuckerspiegel achten.

WISSEN

Checkliste vor Autofahrten

❶ Beurteilung

Möglichst klare Beurteilung der momentanen Fahrtauglichkeit durch Einschätzung des Blutzuckergleichgewichts seit letzter Insulindosis und/oder Mahlzeit:

- Habe ich eine eher reduzierte Insulindosis gespritzt wegen eines Blutzuckers unter 5 mmol/l (90 mg/dl)?
- Habe ich eine höhere Dosis gespritzt wegen eines Blutzuckers über 10 mmol/l (180 mg/dl)?
- War ich vor der Fahrt körperlich aktiv?

❷ Vorbereitungen

Beste Lösung: Blutzucker-Kontrolle vor Fahrtantritt. Der Blutzucker darf nicht unter 4 mmol/l (70 mg/dl) liegen! Sich allein auf sein Gefühl zu verlassen ist riskant!

❸ Entscheidung fällen

- Bei Blutzucker unter 5 mmol/l (90 mg/dl): 2–3 Brotwerte/Obstwerte vor der Fahrt einnehmen
- Bei Anzeichen von Hypoglykämie auf keinen Fall ans Steuer setzen! Schnell wirkende Kohlenhydrate einnehmen (3–6 Traubenzucker oder 0,2–0,3 l Saft/Cola oder 2–3 BE) und erst bei völligem Wohlbefinden starten.

Leben mit Diabetes

WISSEN

Allgemeine Hinweise zum Auto fahren

- Immer einen Vorrat an schnell wirksamen Kohlenhydraten im Auto bereithalten: Traubenzucker, Schokoriegel, eine Dose Cola (enthält 30 g Zucker). Als besonders praktischer »Aufbewahrungsort« für schnelle Kohlenhydrate hat sich im Alltag das Seitenfach der Fahrertür erwiesen, welches leichter zu erreichen ist als das Handschuhfach.
- Während der Fahrt je nach individueller Einschätzung etwa alle 1–2 Stunden Blutzucker-Kontrolle: je nach Wert »Pausenapfel«.
- Keine Verzögerung der üblichen Hauptmahlzeiten riskieren: nicht zu Hause Insulin spritzen und mit dem Auto zum Restaurant fahren – Stau, Unfall, Baustelle können die Fahrt unvorhergesehen verlängern.
- Bei instabilem Blutzuckerverlauf (täglich wechselnder Verlauf): Im Zweifelsfall eher weniger Insulin spritzen, um die Fahrtauglichkeit nicht zu gefährden (etwa 10–20 % weniger, wie bei leichter sportlicher Betätigung).
- Tragen Sie einen Diabetikerausweis bei sich, denn viele Helfer und auch die Polizei vermuten bei Verhaltensstörungen zuerst eine Alkoholisierung oder Drogenkonsum – an eine Unterzuckerung denken die wenigsten!

Besorgniserregend ist eine stetige Zunahme plötzlich auftretender Hypoglykämien am Steuer. Die jährlich vorgelegten Fallzahlen belegen Hypoglykämie – sowohl unter Tabletten als auch unter Insulin – als häufigsten Auslöser nach Alkohol für »plötzliche unbeabsichtigte Bewusstlosigkeit am Steuer«.

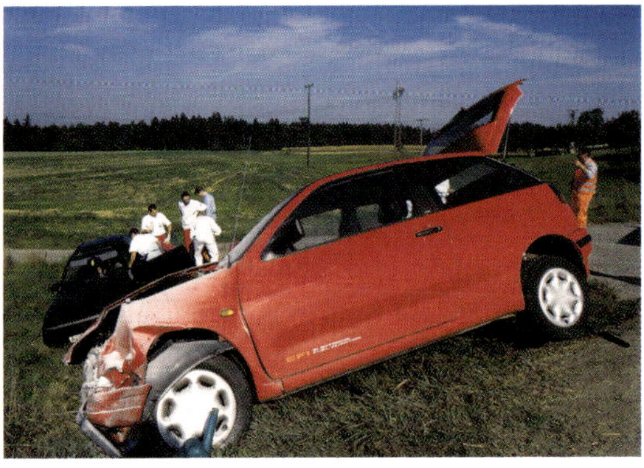

◄ Plötzliche Hypoglykämien können zu Unfällen führen.

Krankheiten

Bei Diabetikern reagiert der Körper bei Krankheit und Stress in der Regel mit Blutzuckeranstieg. Meist wird in solchen Situationen eine intensivere Behandlung (Erhöhung der Dosis) notwendig.

Info

Jede Krankheit verursacht im Körper physischen Stress und damit einen Blutzuckeranstieg. Der Diabetestherapieplan – Ernährung, Insulin und Tabletten – muss entsprechend angepasst werden.

Bei Fieber und Durchfall ist es wichtig, genügend Flüssigkeit zu sich zu nehmen, um den Flüssigkeitsverlust auszugleichen, da bei Blutzuckeranstieg vermehrt Zucker und Wasser ausgeschieden wird (Symptome: außerordentlicher Durst und häufiges Wasserlassen). Dazu kommt, dass die Wirkung des Insulins – des körpereigenen ebenso wie des gespritzten – in ausgetrocknetem Gewebe (ersichtlich an trockener, faltiger Haut) abgeschwächt ist.

Wenn Übelkeit und Erbrechen dazukommen, muss sofort ärztlicher Rat eingeholt werden. Denn ohne Medikamente oder nach Absetzen von Tabletten oder Insulin können Blutzuckerwerte auch ohne Nahrungszufuhr sehr hoch ansteigen. Andererseits sind Tabletten bei zunehmender Diabetesentgleisung mit Azeton nicht mehr wirksam und müssen sofort durch Insulin ersetzt werden.

Wichtig: Nahrung zuführen, am besten in flüssiger Form.

Falls Sie grundsätzlich auf Insulin eingestellt sind oder dieses zeitweilig wegen einer akuten Erkrankung benötigen, ist es sehr wichtig, dass Sie es trotz Erbrechen und Übelkeit regelmäßig weiterspritzen. Auch muss immer wieder versucht werden, Nahrung aufzunehmen, am besten in flüssiger Form, z. B. Tee mit Traubenzucker, verdünnte Fruchtsäfte, Milchgetränke, Getreideschleim. Auch bei völligem Unvermögen, Nahrung aufzunehmen, braucht der Körper mindestens 50 % der üblichen Insulindosis. Wird diese Regel nicht beachtet, droht ein diabetisches Koma. Blutzuckerkontrollen sollten in diesen Situationen häufiger als sonst durchgeführt werden.

Leben mit Diabetes

WISSEN

So reagieren Sie in Krankheitssituationen

- Bestimmen Sie sofort den Blut- oder Urinzucker und überprüfen Sie, ob Azeton im Urin vorhanden ist.
- Kontrollieren Sie ein- bis zweistündlich während der Entgleisung Ihren Blut- oder Urinzucker, damit Sie rechtzeitig ärztliche Hilfe anfordern können.
- Lassen Sie nie das Insulin oder die Tabletten aus, auch nicht bei Übelkeit, Erbrechen oder Durchfall. Auch wenn Sie nichts essen (können), benötigen Sie mindestens 50 % der gewohnten täglichen Insulindosis (die Hälfte jeder einzelnen üblichen Dosis).
- Nehmen Sie möglichst viel Flüssigkeit zu sich, um die durch Urin, Erbrechen oder Durchfall verlorene Flüssigkeit zu ersetzen, z. B. gesalzene Bouillon.
- Bessern sich Übelkeit und Erbrechen, nehmen Sie bald wieder Nahrung zu sich, damit sich das Blutzuckergleichgewicht wieder einspielt.
- Ein vorher nicht insulinpflichtiger Typ-2-Diabetes kann unter Krankheitsbedingungen sofort Insulin erfordern. Eine Blutzuckermessung ist deshalb dringend erforderlich.

Großer Durst, schneller Gewichtsverlust, stark positiver Urinzuckertest mit Azetonausscheidung (violette Verfärbung) oder hohe Blutzuckerwerte sind alarmierende Zeichen, dass der Diabetes außer Kontrolle geraten ist. Dies ist eine Notfallsituation, die kompetente ärztliche Betreuung erfordert. Scheuen Sie sich nicht, den Notfalldienst zu rufen, wenn Ihr Arzt oder Ihre Ärztin nicht erreichbar ist oder suchen Sie das nächste Krankenhaus auf. Dies ist besonders im Ausland zu empfehlen.

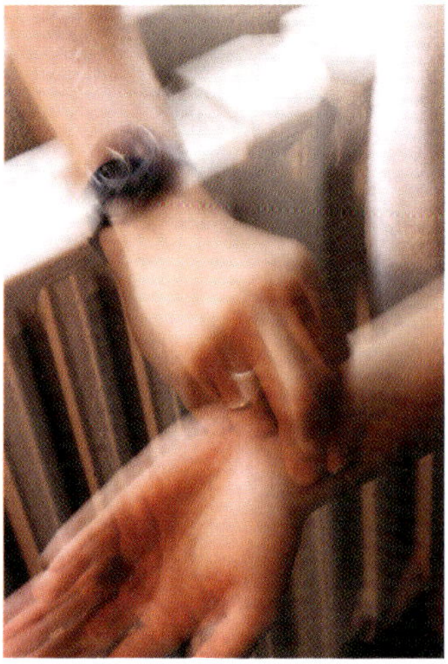

◀ Ein entgleister Diabetes ist eine Notfallsituation und erfordert ärztliche Betreuung.

Operative Eingriffe

Nach Möglichkeit sollte vor einem chirurgischen Eingriff der Diabetes besonders gut eingestellt werden. Stresssituationen wie eine Operation können sich blutzuckererhöhend auswirken, auch wenn der Diabetes vorher sorgfältig kontrolliert war.

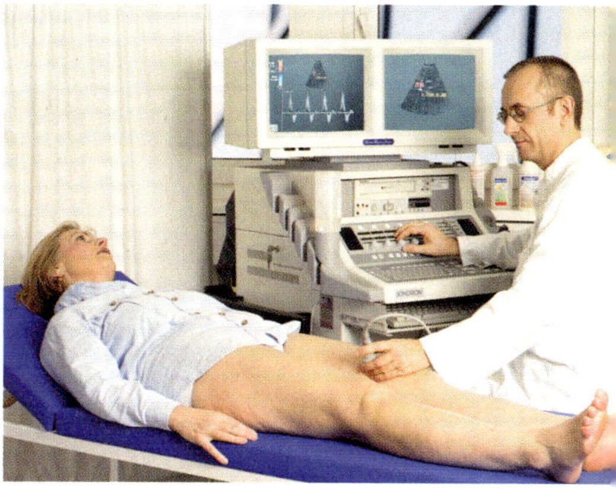

▲ Jeder operative Eingriff bedeutet Stress und damit eine Blutzuckererhöhung-

Ein operativer Eingriff findet in der Regel in der chirurgischen Abteilung der Klinik statt, wo das Behandlungsteam mit Ihrer persönlichen Diabetestherapie nicht vertraut ist. Informieren Sie den Pflegedienst bei Ihrer Einweisung über Ihren Tabletten- oder Insulinplan, die Häufigkeit von Hypoglykämien und wie Sie diese erkennen. Sie sollten dem Pflegeteam alle Informationen schriftlich geben (z. B. Ihr Diabetes-Testbüchlein). Nehmen Sie Ihre Medikamente mit in die Klinik, um zu gewährleisten, dass Sie Ihre gewohnten Präparate erhalten.

Vor allem wenn Sie darauf angewiesen sind, ein weniger gebräuchliches (z. B. tierisches) Insulin zu spritzen, müssen Sie dies dem Stationsarzt/der Stationsärztin gegenüber besonders erwähnen. Erfahrungsgemäß steht diese Frage auf chirurgischen Abteilungen nicht im Vordergrund, und in Klinikapotheken lagern auf Reserve praktisch überall nur noch Humaninsulinprodukte. Die genaue Bezeichnung von tierischem Insulin durch den Zusatz MC (z. B. Actrapid MC®) wird zunehmend als obsolet betrachtet und vom Pflegepersonal nicht beachtet, sodass Sie stattdessen das gleichnamige Humaninsulin (z. B. Actrapid HM®) erhalten können.

Achtung

Weisen Sie die Ärzte und Pflegepersonal in der Klink ausdrücklich darauf hin, wenn Sie tierisches Insulin spritzen wollen.

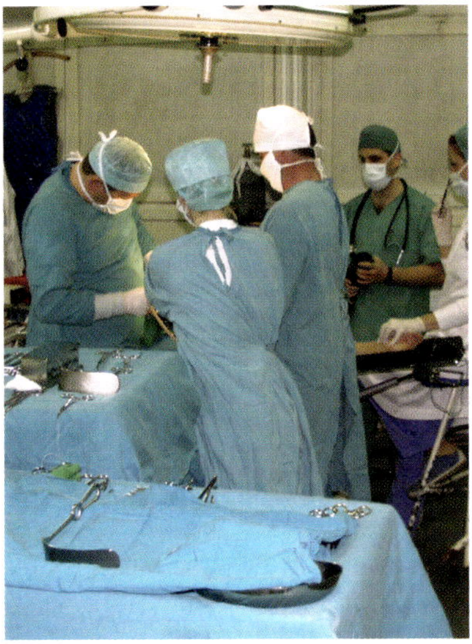

▲ Nur während der Operation selbst müssen Sie die Blutzuckerbestimmung abgeben.

Geben Sie deutlich zu verstehen, dass Sie mit Ihrer Insulintherapie im Alltag sowie in besonderen Situationen gut vertraut sind und sie nur vorübergehend – während der Operation – aus den Händen geben möchten. Sie können auch darauf bestehen, dass das Pflegepersonal Ihrer Station Sie selbstständig die Blutzuckerbestimmungen durchführen und Ihre Insulindosen anpassen lässt. Der zuständige Arzt/die Ärztin kann dies zusammen mit Ihrem Speiseplan schriftlich vor der Klinikeinweisung empfehlen.

In der Regel werden bei einer stationären Behandlung viele Blutzuckeruntersuchungen durchgeführt. Eine sorgfältige Diabeteskontrolle hilft, dass ein chirurgischer Eingriff mit wenig oder keinem Risiko einer Blutzuckerentgleisung durchgeführt werden kann.

Eine wichtige Entscheidung wird am Vorabend gefällt: Vor der Operation dürfen Sie in der Regel nicht essen, Sie benötigen daher nur ca. die Hälfte der üblichen Insulindosis am Morgen vor der Operation. Im Anschluss an den Eingriff oder auch später wird Insulin entsprechend den Blutzuckerwerten nachgespritzt, bis Sie wieder Ihr gewohntes Schema aufnehmen können.

Achtung

Am Morgen der Operation nur die Hälfte der üblichen Insulindosis spritzen, da Sie nichts gegessen haben.

Sie haben Anrecht auf Einsicht in Ihre persönlichen Diabetesprotokolle der Klinik, welche sämtliche Blutzuckerwerte, Insulindosen und Injektionszeiten enthalten. Aus ihnen sind zudem für das ganze Team – und dazu gehören auch Sie – die Insulinverordnungen ersichtlich.

So managen Sie Ihren Diabetes

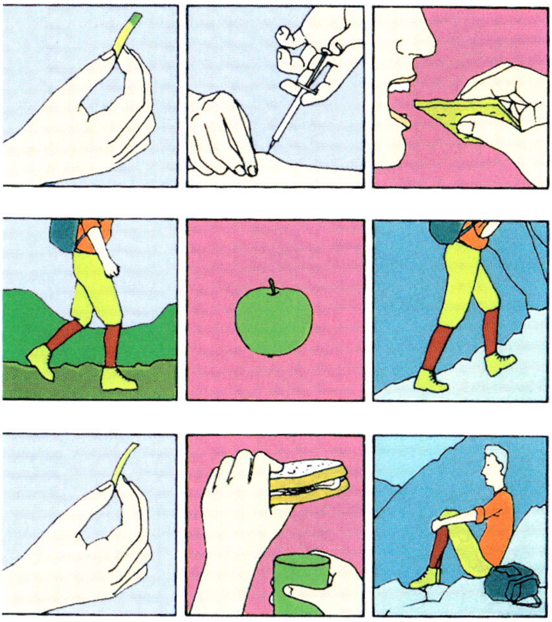

Eine gute Einstellung vermindert nicht nur das Risiko, in einigen Jahren diabetesbedingte Langzeitfolgen zu entwickeln, sondern verbessert sofort Ihre Lebensqualität. Auch kleine (Fort-)Schritte in Ihrer persönlichen Diabetestherapie sind somit wichtig und wertvoll.

Ernährungsanpassung und Bewegung

Sie sind die Grundlage zur Überwindung der Insulinresistenz und zur Senkung des Blutzuckers. Gerade in der Frühphase des Diabetes ist diese Behandlungsform sehr vielversprechend, wird aber leider oft nicht konsequent genug eingesetzt.

▲ Leben mit Diabetes erfordert kleine und überlegte Schritte, besonders bei der Behandlung mit Insulin.

WISSEN

Ernährung und Bewegung

- 3-mal täglich kleinere oder mittlere Hauptmahlzeiten
- viel wertvolle Kohlenhydrate (viel Gemüse, viel Obst: »5 am Tag«)
- wenig Fett
- sparsam bis mäßig Eiweiß
- regelmäßige Aktivität, am besten täglich
- langsame Steigerung (Trainingseffekt)

Tabletten und Insulin

Erst wenn eine Behandlung allein mit Diät nicht mehr ausreicht, den Blutzucker zu normalisieren, müssen orale Antidiabetika eingesetzt werden. Diese werden vor dem Essen eingenommen, um die Freisetzung des körpereigenen Insulins zu stimulieren. Ernährungsanpassung und Bewegung sind aber nach wie vor wichtig.

Bei ungenügenden Behandlungsresultaten unter Tabletten wird der Einsatz von Insulin erforderlich.

WISSEN

Blutzuckersenkung mit Tabletten und Insulin

Orale Antidiabetika

1- bis 3-mal täglich blutzuckersenkende Tabletten bei BZ über 10 mmol/l = 180 mg/dl:

- Stufe 1: morgens vor dem Frühstück
- Stufe 2: morgens und mittags vor dem Essen
- Stufe 3: morgens, mittags und abends vor dem Essen.

Insulin

Eine bis mehrere Injektionen täglich bei BZ über 10 mmol/l = 180 mg/dl trotz Tabletten; kleine bis mittlere Dosen kurz wirkenden Insulins bei mehrmaligem BZ über 10 mmol/l, 2 Stunden nach dem Essen gemessen:

- Stufe 1: morgens vor dem Frühstück
- Stufe 2: morgens und abends vor dem Essen
- Stufe 3: morgens, mittags und abends vor dem Essen

oder

bei erhöhten Nüchternwerten zusätzlich Depotinsulin vor dem Zubettgehen:

- Stufe 1: 12-h-Insulin (z. B. Semilente®)
- Stufe 2: 24-h-Insulin (z. B. isophanes NPH)
- Stufe 3: bei erhöhten BZ-Werten während des Tages (vor oder nach dem Essen gemessen) zusätzlich schnell wirkendes Insulin vor den Mahlzeiten oder Mischinsulin vor dem Frühstück

oder

Mischinsulin (1- bis 2-mal täglich) vor dem Morgen- bzw. vor dem Morgen- und Abendessen.

Pflegen Sie Ihre Füße

Machen Sie regelmäßig Fuß- und Zehengymnastik. Damit entwickeln Sie ein gutes Gefühl für Ihre Füße, fördern die Durchblutung und erhalten die Beweglichkeit.

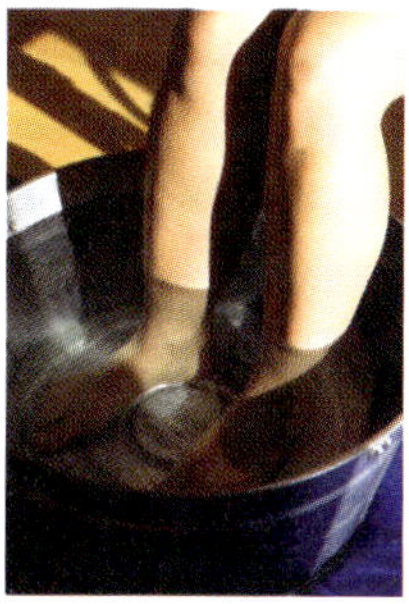

▲ Fußbäder stets nur lauwarm anwenden.

Zur Vorbeugung von Fußsohlenläsionen sind nur kurze lauwarme Fußwaschungen ohne Zusätze (also *kein* Kamillenextrakt – Gefahr allergischer Reaktionen) durchzuführen. Ausgedehnte Fußbäder weichen die Haut auf und machen sie verletzbar. Halten Sie die Haut Ihrer Füße geschmeidig. Für jüngere Haut empfiehlt sich die Verwendung von Creme, für ältere Haut, die eher zum Austrocknen neigt, ist Salbe geeigneter.

Gut angepasste, im Vorfußbereich genügend breite, weiche Schuhe sind zur Vorbeugung von Druckstellen am besten geeignet. Beachten Sie bitte, dass Abwärtsgehen (z. B. beim Wandern in den Bergen) wegen des Scheuereffekts zwischen Oberhaut und Unterhaut die Blasenbildung fördert.

WISSEN

Bei Wunden am Fuß: Sofort handeln!

- Auch bei scheinbar harmlosen, wegen der diabetischen Neuropathie oft auch noch schmerzlosen Wunden ist eine diabetologische Beurteilung unbedingt erforderlich. Ein diabetischer Fuß muss auch bei schweren Entzündungen vor einer Amputation gerettet werden – gerade wenn keine oder nur geringe Durchblutungsstörungen vorliegen.
- Leider sind ungewöhnlich lange, konservative Behandlungsversuche ohne Berücksichtigung des diabetischen Hintergrundes die Regel. Der Einsatz von Antibiotika, Insulin und die Einbeziehung eines Fußchirurgen in einem spezialisierten Zentrum ist unbedingt vorzuziehen.
- Offene oder geschlossene Wunden primär nicht mit Salben behandeln: Salben schließen die Sauerstoffzufuhr ab, der Fuß kann nicht mehr »atmen«.
- Feuchte Verbände mit physiologischer Kochsalzlösung aus der Apotheke helfen mit, das Wachstum der neuen Haut zu unterstützen.

Da bei Diabetes ▶ oft Nervenstörungen vorliegen, werden selbst bei größeren Verletzungen keine Schmerzen verspürt – regelmäßige Kontrollen und sorgfältige Pflege der Füße sind daher wichtig!

Achtung – Gefahren

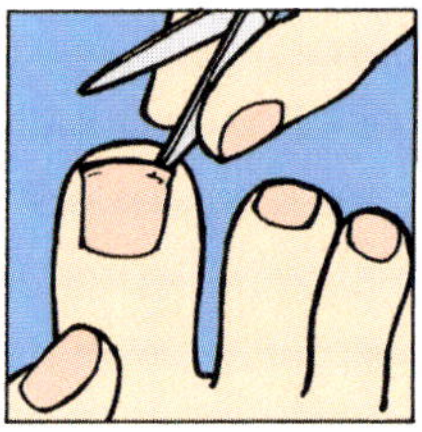

Verletzungsgefahr!

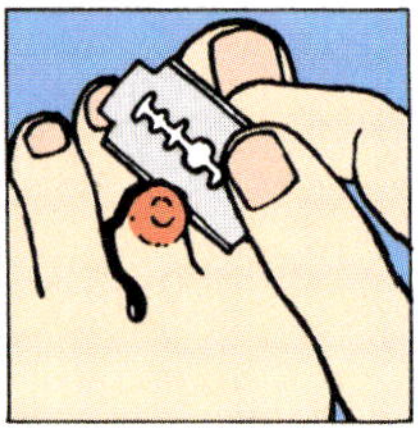

Hühneraugen nie selbst schneiden!

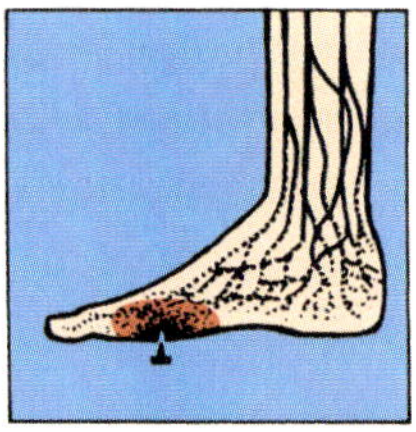

Schmerzt nicht wegen Gefühlsstörungen!

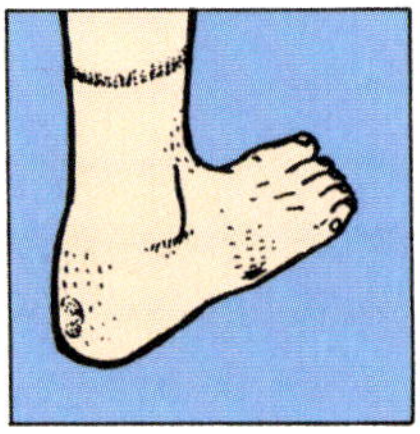

Keine engen Socken!

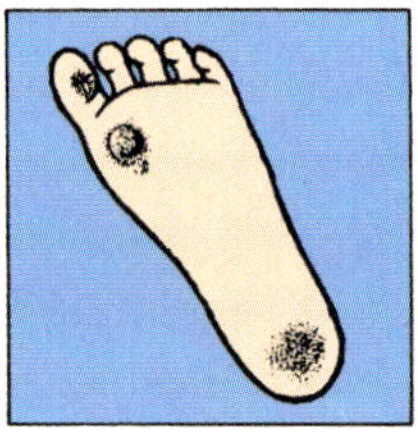

Gefahr von Blasen und Druckstellen!

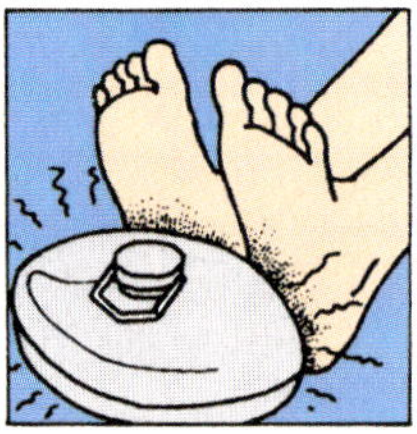

Keine Wärmflaschen – Verbrennungsgefahr!

Empfehlungen

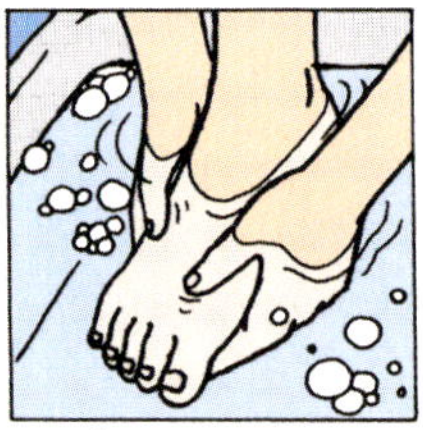

Handwarm genügt

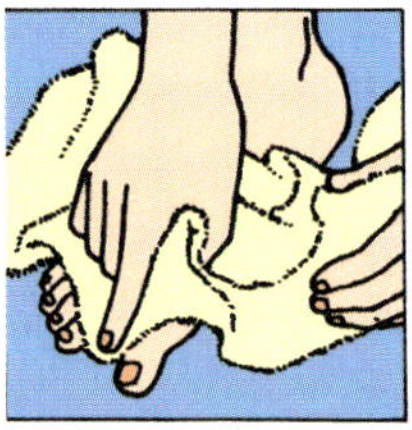

Sorgfältig abtrocknen

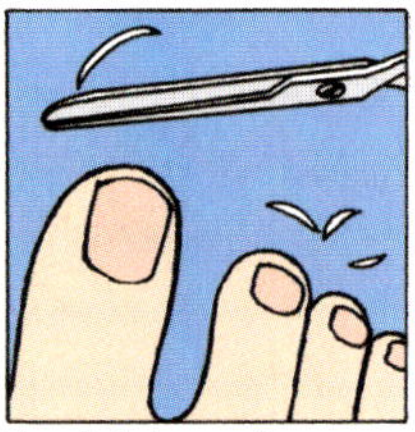

Vorsichtig und sorgfältig

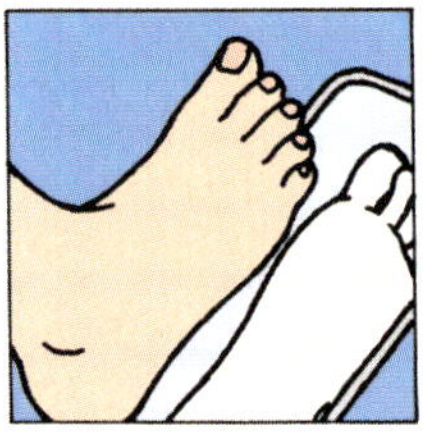

Regelmäßig kontrollieren

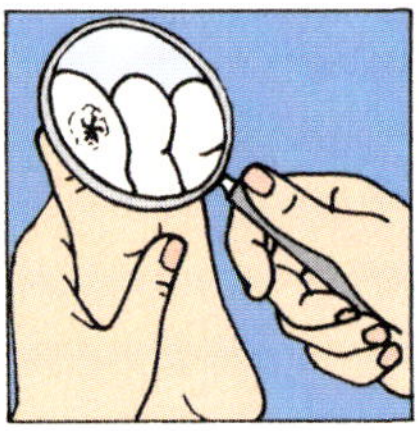

Unbedingt zum Arzt!

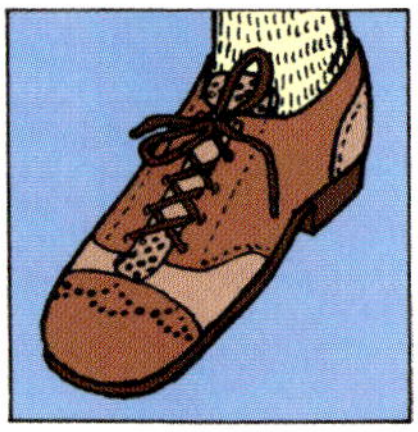

Weich und bequem

Spreizfüße, Hallux und Hammerzehen erfordern eine Beratung und Behandlung durch einen orthopädischen Chirurgen sowie einen spezialisierten Schuhmacher. Niemals dürfen Sie Hühneraugen, beispielsweise auf Hammerzehen, selbst schneiden: Bereits 1 mm unter der Haut liegt die Gelenkspalte offen vor!

In kleinen Schritten zu mehr Lebensqualität

Vermutlich überwiegen in diesem Ratgeber – entgegen unseren ursprünglichen Absichten – nun doch die Empfehlungen »Sie sollen«, »Sie müssen«, »Sie dürfen nicht« usw. Wie Sie gesehen haben ist Typ-2-Diabetes in der Tat eine ernst zu nehmende Krankheit, die von vielen Faktoren und Risiken begleitet wird und daher erhöhter Aufmerksamkeit bedarf.

Aber – und dies ist ganz wichtig – Ihre Lebensqualität und Lebensfreude sollen darunter nicht leiden! Denn Gesundheit ohne Lebensfreude ist nur die Hälfte wert. »Wie soll ich das denn machen angesichts all der Dinge, auf die ich achten muss«, werden Sie sich nun fragen. Es ist wahr, Gewicht, Ernährung, Blutdruck und Bewegung sind wichtige Faktoren beim Typ-2-Diabetes. Aber – und das ist der große »Vorteil« dieser Erkrankung – Sie selbst können aktiv diese Faktoren beeinflussen. Dass dies oft anstrengend und unbefriedigend ist, sollte Sie nicht davon abhalten, es immer wieder und immer weiter zu versuchen. Oft ist ein Innehalten nötig, um wieder Kräfte für die Zukunft zu schöpfen. In diesen Phasen genügt es, alle bisher erreichten Resultate zu halten und nicht unter Druck weiter verbessern zu wollen.

▼ Machen Sie sich keinen Stress – selbst kleine Schritte helfen bereits.

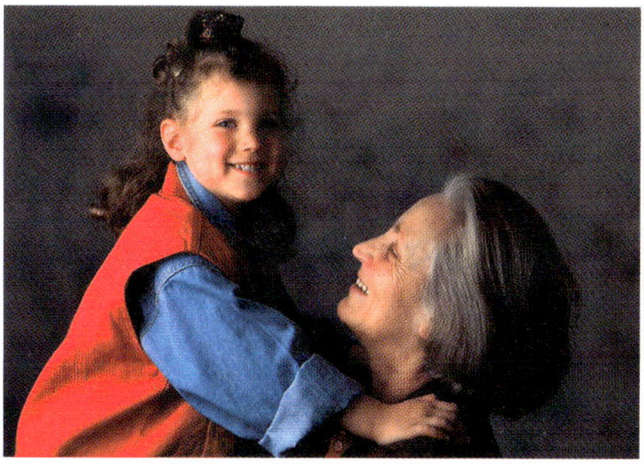

Leben mit Diabetes

Hier möchten wir Ihnen abschließend einige Vorschläge machen, wie man im Alltag eine »Politik der kleinen Schritte« anstreben kann, um nicht an der Vielfalt der Aufgaben zu verzweifeln:

WISSEN

Schon kleine Schritte helfen

- Wenn Sie keine Gewichtsreduktion erreichen, so halten Sie wenigstens Ihr Gewicht.
- Wenn Sie Ihren Blutdruck nicht senken können, verzichten Sie auf zusätzliches Salz für Ihre Speisen.
- Wenn Sie körperliche Anstrengung und Sport nicht mögen, so machen Sie Gehen, Treppensteigen und Wandern zu Ihrem »Sport«. Auch ohne Gewichtsverlust wirkt Bewegung blutzuckersenkend und ist damit günstig.
- Wenn Sie keine Lust auf Bewegung haben, essen Sie nicht stattdessen viele Süßigkeiten. Ersetzen Sie Süßigkeiten durch Obst und essen Sie mehrmals täglich eine Frucht.
- Wenn Sie abends Heißhunger haben, so gehen Sie ins Kino oder Theater – ohne zu essen. Achtung! Gilt nicht bei Insulinbehandlung.
- Wenn Ihr HbA_1c-Wert nicht gut ist, verzweifeln Sie nicht, sondern versuchen Sie, den nächsten Wert zu verbessern.
- Wenn Sie während einer gewissen Zeitspanne den Blutzucker vor und nach dem Essen messen, erkennen Sie, dass Sie leicht an 12 von 24 Stunden erhöhte Werte aufweisen. Verteilen Sie in diesem Fall Ihre Mahlzeiten auf kleinere Portionen über den Tag.
- Wenn Sie angesichts der vielen Dinge, die Sie beachten und verbessern sollten, verzweifeln, so setzen Sie sich einen persönlichen Schwerpunkt. Nehmen Sie sich beispielsweise vor, ganz besonders auf den Blutdruck zu achten und stellen Sie das Abnehmen erst einmal hintenan.
- Wenn Sie eine Phase haben, in der es nicht so gut läuft und Sie nicht motiviert sind, so müssen Sie kein schlechtes Gewissen haben. Verfallen Sie aber auch nicht in eine »Jetzt-ist-sowieso-alles-egal«-Stimmung: Sie gefährden damit alles, was Sie bisher erreicht haben.

Vergessen Sie nicht, dass Menschen ohne Diabetes nur schwer ermessen können, was es bedeutet, täglich die Verantwortung für die eigene Diabetesbehandlung zu übernehmen. Das Gespräch mit anderen DiabetikerInnen, aber auch Bekannten, die mit Diabetes konfrontiert worden sind, kann daher wertvoll sein für jene, die sich schwer tun mit ihrem Diabetes. Auch Selbsthilfegruppen bieten wertvolle Begegnungsmöglichkeiten, verfügen meist über ein interessantes Freizeitangebot und helfen Ihnen, Kontakte zu knüpfen.

Die Kunst der optimalen Diabeteskontrolle besteht darin, dem Diabetes einen ganz bestimmten Stellenwert in Ihrem Leben zuzugestehen: Diabetes muss ernst genommen werden, ohne dass er ausschließlich Ihren Lebensrhythmus bestimmen darf. Diabetes zu akzeptieren ist sicher schwierig, es gibt immer wieder Ereignisse, welche Sie aus dem Gleichgewicht bringen können. Betrachten Sie diese aber nicht als Schicksalsschläge, sondern als Herausforderung, noch besser mit Ihrem Diabetes umzugehen. Denn ein stabiles Diabetesgleichgewicht ist Voraussetzung für eine gute Lebensqualität.

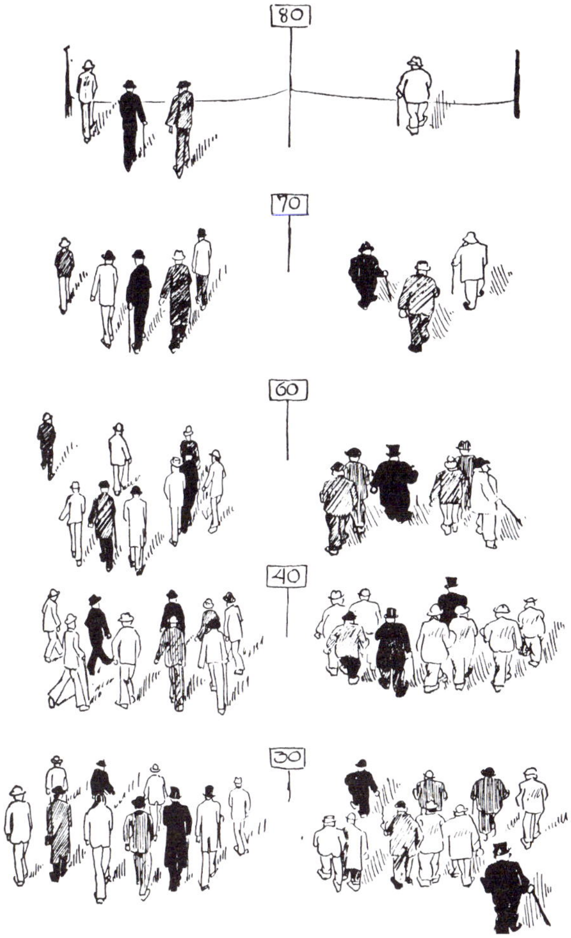

Wie 10 dicke und 10 schlanke ▶ Diabetiker durch das Leben gehen.

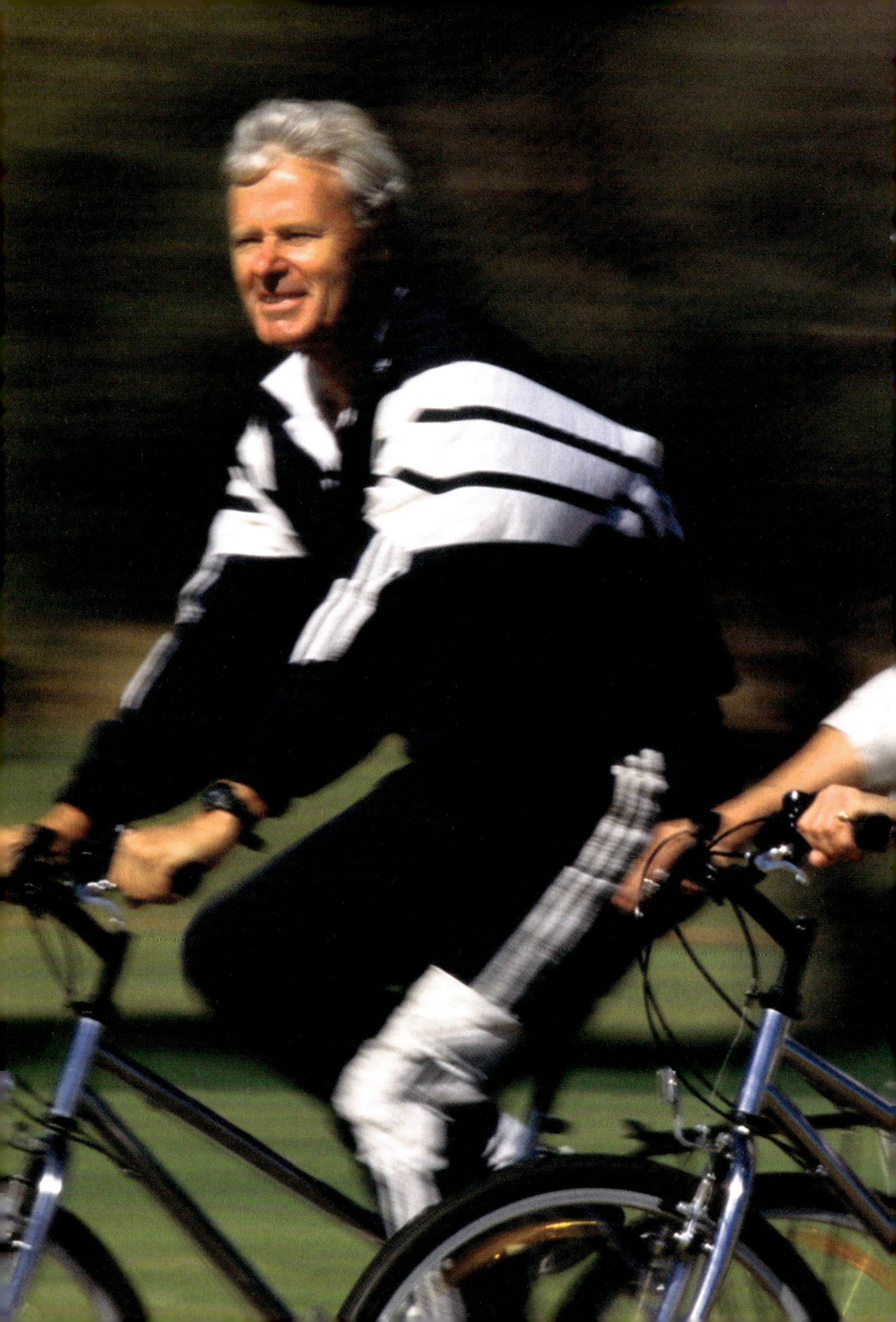

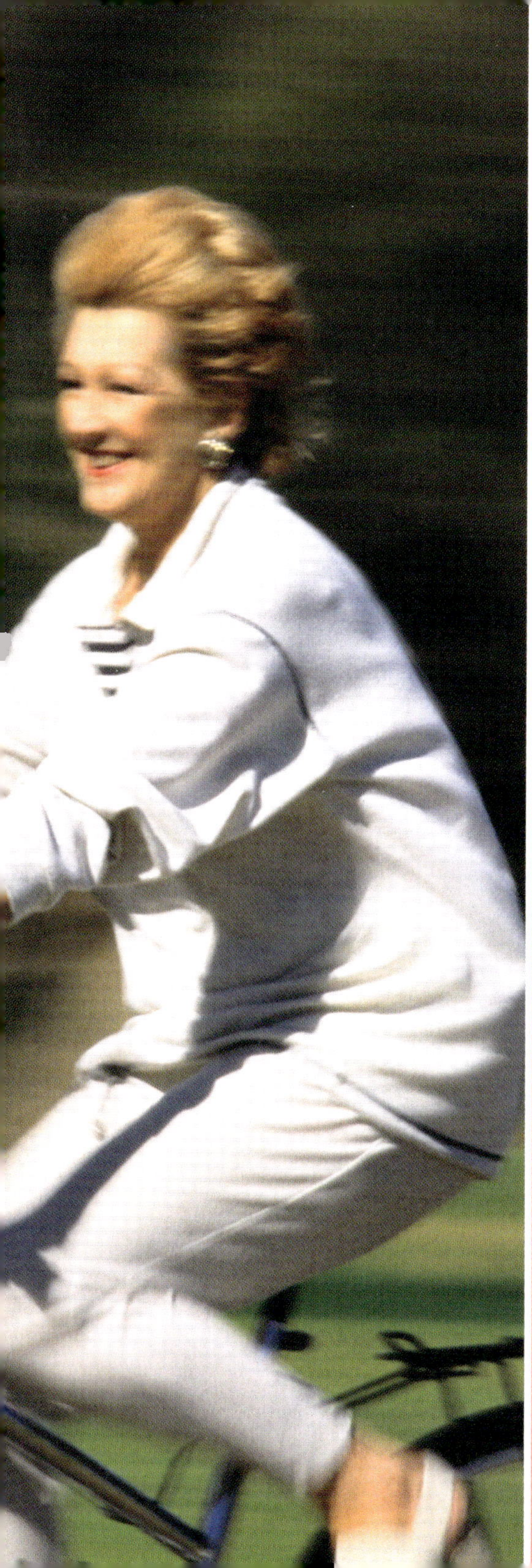

Anhang: Tabellen und mehr

Nun wissen Sie über Ihren Diabetes schon gut Bescheid – falls Sie es noch genauer wissen möchten, finden Sie auf den folgenden Seiten weitere vertiefende Informationen.

Anhang: Tabellen und mehr

Die United Kingdom Prospective Diabetes Study (UKPDS)

Diese Studie zum Typ-2-Diabetes wurde 1977–1998 in Diabeteszentren in England durchgeführt. In dieser längsten und umfangreichsten Interventionsstudie bei neu diagnostizierten Typ-2-Diabetikern und Typ-2-Diabetikerinnen sollten folgende Fragen beantwortet werden:

- Kann durch eine Verbesserung der Blutzuckereinstellung das Risiko für Folgeschäden (Augen, Nieren, Herz und weitere Organe) verringert werden?
- Gibt es Vor- und Nachteile einer bestimmten Therapieform (Tabletten/Insulin)?
- Können durch eine strenge Behandlung des Bluthochdrucks diabetische Folgeschäden verhindert werden?
- Haben Diuretika (»Salzentzieher«), Beta-Blocker oder ACE-Hemmer als Initial- und Langzeittherapie des Bluthochdrucks Vor- bzw. Nachteile?

Zielsetzung und Methoden

Die UKPDS hatte zum Ziel, medikamentöse Langzeitbehandlung (bis 20 Jahre) mit Tabletten und Insulin mit einer Diabetesbehandlung ohne Medikamente (traditionelle Ernährungsbehandlung) zu vergleichen. Die Studie schloss 3867 neu diagnostizierte Typ-2-DiabetikerInnen ohne manifeste Komplikationen ein, welche Nüchternblutzuckerwerte zwischen 6,1–15 mmol/l = 110–270 mg/dl aufwiesen. In kontrollierten Gruppen wurden verschiedene Medikamente (diverse Tabletten/Insulin) eingesetzt, in einer Kontrollgruppe bestand die »Behandlung« allein aus den üblichen Ernährungsanweisungen ohne Antidiabetika. Das Ziel war in allen Gruppen eine Senkung des Nüchternblutzuckers unter 6 mmol/l = 110 mg/dl. In der Kontrollgruppe, die lediglich Ernährungsanweisungen enthielt, wurden die Versuchspersonen auf Medikamente umgestellt, sobald sie Diabetessymptome aufwiesen oder Blutzuckerwerte von 15 mmol/l = 270 mg/dl überschritten.

Kritische Beurteilung

- **Schwierigkeiten der Erfolgsbeurteilung:** Um die vorgegebenen Zielwerte zu erreichen, mussten im Laufe der Jahre allein mit Ernährung kontrollierte DiabetikerInnen zusätzlich mit Tabletten oder Insulin behandelt werden. Die zahlreichen Wechsel im ursprünglichen Behandlungsplan erschweren die Beurteilung der diversen Medikamente in ihrer Langzeitwirkung. Die amerikanische Diabetesgesellschaft äußert daher Bedenken, was die Beurteilung der einzelnen Medikamentenbehandlungen angeht. Sie bestätigt aber, dass die Entwicklung von Langzeitfolgen des Diabetes am günstigsten beeinflusst wird, wenn die Behandlungsrichtlinien einen normalen Nüchternblutzuckerwert anstreben.
- **Risiko einer intensiven Blutzuckerkontrolle:** Eine Minderheit von PatientInnen erlitt schwere Hypoglykämien, unabhängig von der Art der medikamentösen Therapie. Die Häufigkeit schwerer Hypoglykämien betrug 1–1,8 % unter oralen Antidiabetika und 2,3 % unter Insulin. Sowohl unter Tabletten- als auch unter Insulinbehandlung kam es zu einer Gewichtszunahme, wie bereits 1970 in einer amerikanischen Tabletten-Insulin-Studie des University Group Diabetes Program (UGDP) herausgefunden wurde.
- **Metformin (Glucophage®):** PatientInnen, welche nach dem Zufallsprinzip das orale Antidiabetikum Metformin erhielten, hatten ein geringeres Sterberisiko sowie ein geringeres Herzinfarktrisiko im Vergleich zu PatientInnen, die ohne Medikamente therapiert wurden. Es stellt sich die Frage, ob dieses Resultat im Zusammenhang steht mit der geringeren Gewichtszunahme unter Metformin (Metformin stimuliert

Anhang: Tabellen und mehr

nicht die Insulinsekretion) im Gegensatz zur Gewichtszunahme unter der Sulfonylharnstoff- (SH) oder Insulinbehandlung sowie der kombinierten Behandlung. Eine neue Langzeitstudie müsste einen Gewinn dieser Therapieform nachweisen.

- **Keine Normalbedingungen:** Die PatientInnen wiesen zu Studienbeginn einen mittleren HbA_1c-Wert von 9,1 % auf. Nach 10 Jahren erreichte die Ernährungsgruppe einen Wert von 7,9 %, die Gruppe der intensiv (medikamentös) behandelten PatientInnen erreichte einen Wert von 7,0 %. Wahrscheinlich war ein wichtiger Grund für die Verbesserung des HbA_1c-Wertes, dass sich alle PatientInnen in einem Versuchsprogramm unter regelmäßiger ärztlicher Kontrolle befanden.
- **Ausschluss von PatientInnen mit diabetesbedingten Komplikationen vom Langzeitprogramm:** Intensive Blutzuckerkontrollen sind sowohl für Typ-2-Diabetes (UKPDS) als auch für Typ-1-Diabetes (DCCT) von Bedeutung. Beide Studien schlossen PatientInnen mit vor Studienbeginn bestehenden diabetischen Langzeitfolgen aus. Bei diesen ist die Frage einer Intensivtherapie für den weiteren Verlauf noch nicht geprüft. Auch könnte das Hypoglykämie- und Gewichtsrisiko weiter zunehmen.
- **Wechsel der Insulinspezies:** Bei der persönlichen Forschung nach möglichen Ursachen von schweren Hypoglykämien und Körpergewichtsanstieg stoßen wir auf die nicht erwähnte Tatsache, dass während des Studienverlaufs eine Umstellung von tierischem auf synthetisches sog. Humaninsulin erfolgte: In der ersten Phase (1977–87/89) wurden allein tierische Insuline eingesetzt (Actrapid MC®, Ultralente MC®).

  Ab 1987/89 wurde die Behandlung mit synthetischen Humaninsulinen fortgesetzt (Ultratard HM®, Actrapid HM®, Protaphan HM®).

WISSEN

Erkenntnisse der UKPDS

- Eine konsequente Senkung des Blutzuckers mindert das Risiko von diabetesbedingten Komplikationen.
- Eine zusätzliche Behandlung von Bluthochdruck (Hypertonie) trägt entscheidend dazu bei, die Risiken für Langzeitfolgen zu vermindern.
- Die konventionelle Diabetestherapie mit Ernährung allein ist im Vergleich zu den medikamentösen Therapien hinsichtlich der Ergebnisse der Behandlung (langfristige Blutzuckersenkung) nicht wesentlich verschieden.
- Eine stabile Blutzucker- und Blutdruckkontrolle ist ein realistisches Ziel.

Während in den ersten 10 Jahren der Studie keine Probleme mit nächtlichen Hypoglykämien beobachtet wurden und es nicht zu einem signifikanten Gewichtsanstieg kam, erfolgte in der zweiten Hälfte der Studie eine Häufung von nächtlichen Hypoglykämien sowie ein Gewichtsanstieg. Der Spezieswechsel von tierischem auf sog. Humaninsulin wurde in der Studienauswertung nicht erwähnt, sodass die Möglichkeit besteht, dass Hypoglykämie und Gewichtsanstieg durch die zunehmende Verwendung von Humaninsulin – analog der Verwendung von Sulfonylharnstoffen – bedingt sind.

Erkenntnisse für die praktische Anwendung

Bisherige Studien – nicht allein die UKPDS – zeigen, dass eine Intensivbehandlung des Diabetes das Risiko für Langzeitfolgen senkt. Nach wie vor ist also die Blutzuckersenkung ein entscheidendes Element der Diabetestherapie. Die UKPDS zeigt aber auch den zukunftsweisenden Trend, dass die Blutdruckbehandlung einen zunehmend größeren Stellenwert in der Behandlung des Typ-2-Diabetes einnimmt.

Anhang: Tabellen und mehr

Eine konsequente Senkung von Blutzucker und Blutdruck ist somit heute das primäre Ziel einer modernen individuellen Diabetesbehandlung. Dabei ist wichtig zu wissen, dass eine medikamentöse Blutdrucksenkung meist leichter zu erreichen ist als eine Blutzuckersenkung.

Bei der Therapie darf man sich nicht zu einseitig an der Normalisierung des Nüchternblutzuckers orientieren. Schließlich tragen auch die im Verlauf des Tages zu hohen Werte nach den Mahlzeiten ihren Teil zu einer schlechten Langzeitkontrolle bei. Daher sollten auch die Blutzuckerspitzen nach den Mahlzeiten nicht vernachlässigt werden.

Schlussfolgerung

Gesunde, ausgewogene Ernährung und Bewegung im Diabetesalltag haben auch weiterhin einen hohen Stellenwert als effiziente, nebenwirkungsfreie Behandlungsmethode. Erst wenn diese sehr wichtigen Grundpfeiler der Diabetesbehandlung nicht mehr ausreichen, muss zusätzlich medikamentös behandelt werden.

Empfehlungen zur Ernährung von Diabetikern

Im Prinzip bleiben die im Jahr 2000 veröffentlichten Empfehlungen der Diabetes and Nutrition Study Group in Kraft. Für einige Empfehlungen ist nun die wissenschaftliche Evidenz klarer als bisher dokumentiert:

WISSEN

Empfehlungen zur Ernährung

- Eine Proteinbegrenzung macht Sinn für Typ-1-Diabetiker mit Makroalbuminurie.
- Der Vorteil von einfach ungesättigten Fettsäuren ist eindeutig, wenn die Gesamtfettmenge unter 35 % der Tagesenergie bleibt.
- Es findet sich keine Begründung für eine kohlenhydratarme Kost. Kohlenhydratreiche Lebensmittel mit niedrigem glykämischen Index sind eine geeignete Wahl, vorausgesetzt, auch die anderen Charakteristika des jeweiligen Lebensmittels erfüllen die Anforderungen an eine gesunde Kost.
- Die Ballaststoffaufnahme liegt idealerweise bei mindestens 40 g pro Tag.
- Saccharose plus andere freie Zucker sollen 10 % der Tagesenergie nicht überschreiten.
- Natürlich vorkommende Lebensmittel, die Antioxidanzien, Vitamine und Mineralstoffe enthalten, sollten Bestandteil der Kost des Diabetikers sein. Zur Empfehlung von Supplementen und »functional food« (funktionellen Lebensmitteln) liegt bisher nicht genügend Evidenz vor.
- Das Tageslimit für Alkohol liegt für Frauen bei 10 g und für Männer bei 20 g.
- Zur Prävention des Diabetes Typ 2 ist eine Kost mit folgenden Eigenschaften vorteilhaft und in ihrem Nutzen belegt: unter 30 % Fett, unter 10 % gesättigte Fettsäuren und über 15 g/1000 kcal Ballaststoffe pro Tag.

Anhang: Tabellen und mehr

Tierisches Insulin oder Humaninsulin?

Die Diskussion um Unterschiede zwischen Human- und tierischem Insulin ist seit der Einführung des Humaninsulins Anfang der 80er Jahre im Gange und bis heute nicht beendet. Es geht dabei nicht – wie oft fälschlich impliziert wird – um die Frage, ob Gentechnologie bejaht oder abgelehnt wird, sondern um den fehlenden Respekt der Insulinhersteller vor Patientenbedürfnissen.

Schwere Nebenwirkungen von Humaninsulin

Es ist unbestritten, dass die DNA-Technologie im Pharmabereich für die Herstellung von Antidiabetika und Insulin ein großes Potenzial darstellt. Aber ebenso unbestritten ist, dass eine nicht unbedeutende Minderheit von DiabetikerInnen – die englische Diabetes-Gesellschaft spricht von 20 % – durch die Umstellung von tierischem Insulin auf Humaninsulin bzw. die ausschließliche Behandlung mit Humaninsulin seit Diabetesbeginn erheblichen Nebenwirkungen unterworfen ist: Plötzliche, nicht mehr durch die vertrauten Frühwarnsymptome angekündigte Hypoglykämien mit teilweise schwerem Verlauf (Bewusstlosigkeit, Krankenhauseinweisung) und sogar Todesfälle infolge nächtlicher Hypoglykämie waren die Folge.

Trotz zahlreicher Meldungen von DiabetikerInnen und den Aufrufen von Diabetologen ist es in der Geschichte der Pharmakotherapie einmalig, dass bis heute keine genügend lange Doppelblindstudie zu einem Vergleich von synthetischem Humaninsulin und natürlichem tierischem Insulin ausgeführt wurde (z. B. über einen Zusammenhang von schweren Hypoglykämien mit Hospitalisation, Straßenverkehrsunfällen, Invalidität und Todesfällen).

WISSEN

Vorteile von tierischem Insulin bei Typ-2-Diabetes

Schweineinsulin ist für eine nicht unbeträchtliche Anzahl der insulinbehandelten DiabetikerInnen besser verträglich als das synthetische sog. Humaninsulin. Dies gilt besonders bei Typ-2-Diabetes, weil die Hypoglykämiesymptome während der Nacht von Menschen im Alter von über 65 Jahren unter Schweineinsulin besser wahrgenommen werden als unter Humaninsulin. Insofern ist der Einsatz von tierischem Insulin zur Erstbehandlung sehr sinnvoll. Es gibt zunehmend Hinweise, dass zwischen Typ-2-DiabetikerInnen im mittleren Alter und solchen im höheren Alter Unterschiede bestehen, was eine große therapeutische Bedeutung haben kann.

Die steigende Zahl von schweren Hypoglykämien und instabileren Blutzuckerverläufen wird den DiabetikerInnen als Folge mangelnder Bereitschaft zur Selbstkontrolle angelastet. Eine versuchsweise Umstellung auf tierisches Insulin wird von den meisten Ärzten als unsinnig abgelehnt.

Neue Risiken von synthetischen Insulin-Analoga werden jetzt angekündigt (z. B. Insulin Lispro = Humalog®, NovoRapid®, Insulin Glargin = Lantus®), mit Nachweis von 6- bis 8-fach erhöhter IGF-1-Rezeptorenaktivität mit mitogener Potenz (Tumor- und Krebszellwachstum), proliferativer Retinopathie, Hypoglykämie u. a.

Die erwähnten Produkte sind bereits im Handel, es wird Jahre dauern, bis die Risiken abgeklärt sind, wenn überhaupt. Als häufigste Nebenwirkung wird Hypoglykämie aufgeführt (EMEA 2000, 37 [S. 81]). Verstummen sollten deshalb die Aussagen von unbedachten Meinungsbildnern, es gäbe keine klinisch relevanten Unterschiede von Human- zu tierischem Insulin.

Anhang: Tabellen und mehr

Hypoglykämien

Ein beunruhigender Zusammenhang besteht zwischen dem Vordringen des sog. Humaninsulins auf dem Markt und einer offensichtlichen Zunahme von Verkehrsunfällen infolge Hypoglykämie: Im Kanton Zürich – repräsentativ für die Gesamtschweiz – liegt der Marktanteil von synthetischem Humaninsulin bei über 90 %. Da ein nicht unbedeutender Anteil der DiabetikerInnen Schwierigkeiten hat, Unterzuckerungen unter Humaninsulin rechtzeitig zu erkennen, liegt die Vermutung nahe, dass die Hypoglykämien am Steuer gar nicht oder zu spät bemerkt werden.

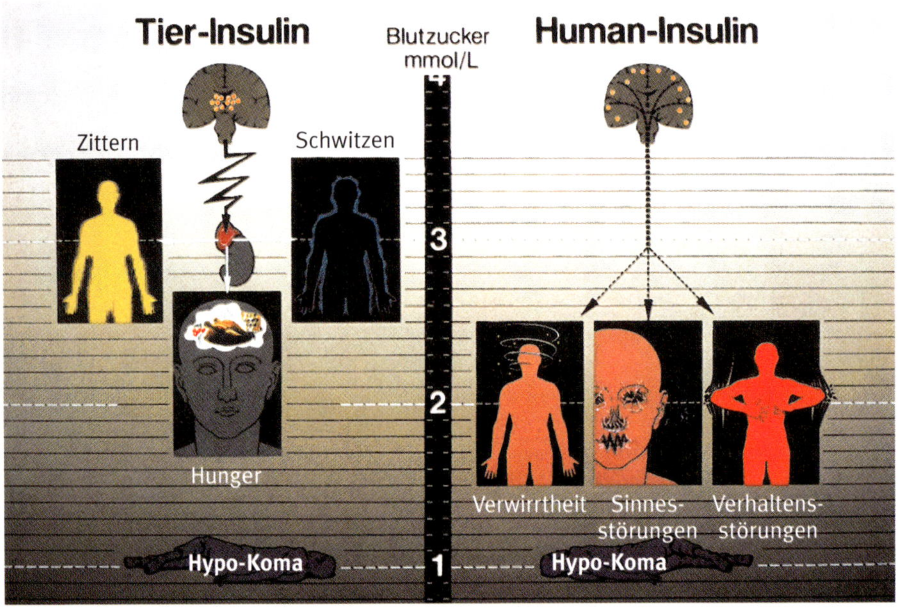

▲ Unterschiedliche Unterzuckerungswahrnehmungen und -zeitpunkte unter tierischem Insulin (früher) und Humaninsulin (später). Bei tierischem Insulin überwiegen die adrenergen Zeichen, bei Humaninsulin die neuroglykopenischen.

Unterschiede von tierischem (natürlichem) Insulin und synthetischem Humaninsulin

	Humaninsulin	Tierisches Insulin
Allergien/ Antikörper	Erwartungen, es gebe bei einer Therapie mit Humaninsulin weniger Antikörper und Allergien, haben sich nicht erfüllt. Im Gegenteil häufen sich Berichte über Antikörperbildung unter Humaninsulin in der Schwangerschaft.	Seit tierisches Insulin hochgereinigt ist, ist die Problematik der Allergien und Antikörperbildung nicht mehr relevant und daher kein Grund, auf tierisches Insulin zu verzichten.
Hypoglykämie	Hypoglykämien kündigen sich vermehrt durch neuroglykopenische Symptome (Konzentrations-, Koordinationsstörungen) an. Diese Warnzeichen werden vom Gehirn in der Regel später wahrgenommen als die durch Adrenalin verursachten Symptome, sodass die Hypoglykämie oft erst zu spät wahrgenommen wird und einen drastischen Verlauf nehmen kann.	Hypoglykämien kündigen sich rechtzeitig und vermehrt durch »Adrenalinsymptome« an (Zittern, Schwitzen, Hunger). Daher können die Hypoglykämien besser bekämpft werden und nehmen seltener einen schweren Verlauf.
Therapeutisch-gesundheitlicher Nutzen	Seit Einführung (1982) sind keine gesundheitlichen Vorteile gegenüber den tierischen Insulinen nachgewiesen worden.	Tierische Insuline sind lang erprobte und in der Praxis bewährte Medikamente, die gute Therapieresultate mit weniger Nebenwirkungen ergeben.
Wirkungsprofil	Humaninsuline wirken schneller und weniger lang als tierische Insuline. Gerade für die Nachtversorgung ist dies oft problematisch, da die Wirkung von Humaninsulin zum kritischen Zeitpunkt nach Mitternacht am stärksten und so die Gefahr einer nächtlichen Hypoglykämie groß ist.	Tierische Insuline wirken weniger abrupt, aber länger. Sie weisen ein insgesamt »flacheres« Wirkungsprofil auf und führen daher seltener zu gefährlichen nächtlichen Hypoglykämien. Besonders gute Resultate können mit dem mittellang wirkenden Schweineinsulin Semilente® für die Nacht erzielt werden.

Anhang: Tabellen und mehr

Freie Insulinwahl: Respekt vor den Patientenbedürfnissen

- Humaninsuline sind für eine große Zahl der DiabetikerInnen gut verträglich. Trotzdem führen sie insgesamt zu häufigeren Hypoglykämien wegen ihrer »spitzeren« Wirkung und damit verbunden zu einem Gefühl verminderter Sicherheit und reduzierten Wohlbefindens.
- Tierische Insuline haben ein flacheres, »sanfteres« Profil und sollten bei häufigen und plötzlichen Hypoglykämien unter Humaninsulin oder bei teilweisem/völligem Verlust der Hypoglykämie-Frühwarnsymptome versucht werden.
- Nach offiziellen Aussagen der englischen Diabetes-Gesellschaft haben 20 % der insulinbehandelten DiabetikerInnen unerwünschte Arneimittelwirkungen unter Humaninsulin (reduzierte Wahrnehmung von Hyposymptomen, häufige und schwere Hypoglykämien). Dies bestätigen die Beobachtungen der 1989 gegründeten Patientenorganisation ForumInsulinSchweiz.

Info

Bis zu 20 % der DiabetikerInnen beobachten mit Humaninsulin den Verlust der rechtzeitigen Erkennung von Hypoglykämien (Unterzuckerungen), weil die Frühwarnsymptome ausbleiben oder schwer zu spüren sind, sodass es zu unerwarteten schweren Hypoglykämien kommt. Diese Beobachtung wird auch bei älteren Menschen gemacht und ist wissenschaftlich belegt.

Wenn also Probleme bei der Wahrnehmung von Unterzuckerungen bestehen oder auftreten, kann der Wechsel von Humaninsulin auf tierisches Insulin eine Verbesserung der Wahrnehmungssymptomatik erbringen. Angesichts der Tatsache, dass man nicht nur den Führerscheinentzug riskiert, sondern sich und andere aufs höchste gefährdet, ein wahrlich lohnendes Experiment. Die Umstellung ist problemlos, sollte aber nur unter der Anleitung und Beobachtung eines Arztes/einer Ärztin stattfinden.

Informationen und Hilfe bei Problemen mit Humaninsulin finden Sie bei: ForumInsulinSchweiz, E-Mail: info@insulin.ch, http://www.insulin.ch

Disease Management Program (DMP)

In Deutschland werden gegenwärtig Disease Management Programme (DMP) diskutiert respektive eingeführt. Typ-2-Diabetes gehörte zu den ersten Krankheiten, für die solche Programme entwickelt wurden. Auch in der Schweiz gab es in den letzten Jahren Bemühungen, vor allem von Seiten der Krankenversicherer, die Diabetesbehandlung zu strukturieren und zu vereinheitlichen. Deshalb wird hier die Wirkungsweise von DMP erläutert.

Ziel des DMP: Verbesserung der Behandlung chronischer Krankheiten.

Das Ziel von DMP ist es, die Behandlung von (chronischen) Krankheiten aus medizinischer und wirtschaftlicher Sicht zu verbessern. Die medizinische Versorgung soll also sowohl besser als auch günstiger werden, indem z. B. Folgekrankheiten vermieden werden. Dafür setzen DMP auf eine strukturierte Zusammenarbeit zwischen Krankenkassen, Haus- und Fachärzten und -ärztinnen sowie Patienten/Patientinnen:

- Die Kasse handelt mit der Organisation der Ärzte und Ärztinnen einen Vertrag über die Behandlungsleistungen und -vergütungen aus. Dabei orientiert sie sich an medizinisch anerkannten Handlungsempfehlungen, wie sie im Nationalen Programm für Versorgungs-Leitlinien erstellt werden.
- Ärzte und Ärztinnen können sich anschließend entscheiden, dem Vertrag beizutreten und Patienten und Patientinnen innerhalb des DMP zu behandeln. Sie erhalten Fachinformationen von der Kasse und verpflichten sich, Weiterbildungen zu besuchen.
- Patienten und Patientinnen entscheiden, ob sie in ein DMP eintreten. Sie vereinbaren mit ihrem Arzt oder ihrer Ärztin die zu erreichenden Behandlungsziele im Rahmen des DMP, z. B. ein HbA_1c unter 7 % innerhalb der nächsten 3 Monate oder ein Blutdruck von 130/80. Von den Patientinnen und Patienten wird eine aktive Beteiligung an der Behandlung gefordert. Das DMP stellt die entsprechenden Handlungsrichtlinien zur Verfügung, im Falle von Diabetes Typ 2 mit dem auch in diesem Buch vorgestellten Modell: Zuerst Basis-

therapie ohne Medikamente → wenn nötig orale Antidiabetika → oder Insulin. Innerhalb des DMP werden Schulungen für DiabetikerInnen angeboten, die Unterstützung auf dem vereinbarten Weg bieten.

- Ärzte/Ärztinnen dokumentieren die Behandlungs(fort)-schritte und leiten Informationen an die Kassen weiter. Im DMP-Vertrag ist festgehalten, welche Daten weitergeleitet werden. So erfährt die Kasse, ob ein vereinbartes Behandlungsziel erreicht wurde, jedoch nicht, wie dieses lautete.
- Die Daten aus den Praxen werden pseudonymisiert und von unabhängigen Stellen ausgewertet. Die Kassen sammeln die Informationen und bieten gegebenenfalls konkrete Schulungen an. Auch die Ärztinnen und Ärzte erhalten eine Auswertung der Daten.
- Die Gesamtinformation aller Patienten gibt Auskunft darüber, welche Behandlungen erfolgreich sind oder welche Untersuchungen die Risiken von Langzeitschäden minimieren. Diese Erkenntnisse helfen, die Qualität der Diabetesbehandlung zu verbessern. Für dieses Ziel der DMP wäre es wünschenswert, dass die Kassen identische DMPs verwenden, damit sich die Daten vergleichen lassen.

Kassensicht

Die Kassen erhalten pro DMP-PatientIn einen Beitrag aus der Ausgleichszahlung der Krankenkassen. Ein DMP zu unterhalten ist andererseits mit einem erheblichen Aufwand verbunden. So lohnt sich die Entwicklung eines DMP nur dann, wenn eine genügende Anzahl Personen teilnimmt. Auch um zu sehen, welche Behandlungsmöglichkeiten sich bewähren und so die Qualität zu verbessern, braucht es eine Mindestanzahl Teilnehmende. Wenn ein DMP einmal umgesetzt ist, haben die Kassen ein Interesse daran, dass sich viele Patienten und Patien-

Info

Am günstigsten für eine Kasse sind gesunde Versicherte. Deshalb hat die Kasse hat auch bei nicht heilbaren Krankheiten wie Diabetes ein Interesse an einer guten Behandlung. So können Folgekrankheiten und -kosten soweit als möglich vermieden werden.

tinnen dafür entscheiden und dabei bleiben. Deshalb werden sie sich bemühen, ein gutes Programm anzubieten.

Die Gefahr, dass Kassen die ihnen zur Verfügung gestellten Daten für die Risikoselektion nutzen, ist ein Problem der Grundidee aller DMP. Bei der konkreten Umsetzung muss sichergestellt sein, dass Kassen nur die benötigten Informationen erhalten, damit die DMP-Mitglieder keine Nachteile erleiden.

Ein weiteres Grundproblem der DMP ist die Tatsache, dass damit sowohl ökonomische wie auch medizinische Ziele verfolgt werden. Die Ausgleichszahlungen sind kein ideales Mittel, um eine bessere medizinische Versorgung anzuregen.

Ärztesicht

Auch Ärzte und Ärztinnen profitieren von einem guten DMP: Sie erhalten gute Instrumente für eine strukturierte Behandlung und ein etwas höheres Honorar. In Qualitätszirkeln müssen sie sich mit anderen Fachleuten austauschen, und sie haben Zugang zu einem Aus- und Weiterbildungsprogramm.

Ärzte bekommen Zugang zu Fort- und Weiterbildungsprogrammen.

Sie verpflichten sich zu den vereinbarten Behandlungsleistungen (z. B. regelmäßige Blutdruckkontrolle). Grundsätzlich dürfen sie weiterhin alle Untersuchungen durchführen, die sie medizinisch für notwändig erachten – auch wenn einige im DMP nur für bestimmte Risikogruppen vorgesehen sind.

Die Behandlung nach einem DMP bedeutet für die Ärzte und Ärztinnen mehr »Papierkram«, da DMP auf die Dokumentation der Behandlungsschritte großen Wert legen. Grundsätzlich kommt in DMP dem Hausarzt/der Hausärztin die Rolle des »koordinierenden Arztes« zu. Wann Patientinnen und Patienten an (DMP-)Fachärzte/-ärztinnen (z. B. Nierenspezialist) überwiesen werden dürfen respektive müssen, ist im DMP geregelt. Somit ist die Überweisungsfreiheit eingeschränkt. Dadurch, dass Ärzte/Ärztinnen Patienten und Patientinnen die Teilnahme an einem DMP empfehlen, kann zudem das Vertrauensverhältnis gestört werden. Ärzte und Ärztinnen dürfen keinen Unterschied machen zwischen DMP- und Nicht-DMP-PatientIn.

Patientensicht

Patienten und Patientinnen profitieren bei der Behandlung nach DMP von einem vorgegebenen, medizinisch fundierten Qualitätsstandard. Von Ihnen wird eine aktive Mitarbeit bei der Definition und Erreichung der Behandlungsziele gefordert. Bei Typ-2-Diabetes hängt der Behandlungserfolg auch ohne DMP stark von diesem Engagement ab, deshalb ist dieser Schritt begrüßenswert.

Innerhalb des DMP werden nur Medikamente verschrieben, deren Wirkung in Langzeitstudien bewiesen ist und die kosteneffizient sind. Im Falle von Diabetes sind dies in jedem Fall Biguanide, Sulfonylharnstoffe und Insulin. Medikamente, die im DMP nicht aufgeführt sind, werden von der Kasse nicht bezahlt.

Der Patient kann ein DMP auch wieder verlassen, wenn er sich schlecht betreut fühlt.

Für Patientinnen und Patienten kann der Beitritt zu einem DMP einen Arzt- oder Kassenwechsel voraussetzen. Die freie Arztwahl ist damit eingeschränkt. Aus einem DMP kann man auch wieder austreten. Patientinnen und Patienten sollten dies ungeniert tun, wenn sie sich schlecht betreut fühlen. Eine flächendeckend bessere Behandlungsqualität mit DMP kann nur erreicht werden, wenn Krankenkassen, Haus- und Fachärzte/-ärztinnen sowie Patienten und Patientinnen gleichermaßen profitieren.

Blutzuckerwerte – Umrechnungstabelle mmol/l in mg/dl

mmol/l	mg/dl	mmol/l	mg/dl	mmol/l	mg/dl	mmol/l	mg/dl
0,06	1	3,4	62	6,4	115	9,3	168
0,28	5	3,6	64	6,4	116	9,4	170
0,55	10	3,6	65	6,5	118	9,5	172
0,67	12	3,7	66	6,7	120	9,7	174
0,78	14	3,8	68	6,8	122	9,7	175
0,89	16	3,9	70	6,9	124	9,8	176
1,0	18	4,0	72	6,9	125	9,9	178
1,1	20	4,1	74	7,0	126	10,0	180
1,2	22	4,2	75	7,1	128	10,1	182
1,3	24	4,2	76	7,2	130	10,2	184
1,4	24	4,3	78	7,3	132	10,3	185
1,4	26	4,4	80	7,4	134	10,3	186
1,6	28	4,6	82	7,5	135	10,4	188
1,7	30	4,7	84	7,5	136	10,5	190
1,8	32	4,7	85	7,7	138	10,7	192
1,9	34	4,8	86	7,8	140	10,8	194
1,9	35	4,9	88	7,9	142	10,8	195
2,0	36	5,0	90	8,0	144	10,9	196
2,1	38	5,1	92	8,0	145	11,0	198
2,2	40	5,2	94	8,1	146	11,1	200
2,3	42	5,3	95	8,2	148	12,5	225
2,4	44	5,3	96	8,3	150	13,9	250
2,5	45	5,4	98	8,4	152	15,3	275
2,6	46	5,5	100	8,5	154	16,6	300
2,7	48	5,7	102	8,6	155	18,0	325
2,8	50	5,8	104	8,7	156	19,4	350
2,9	52	5,8	105	8,8	158	20,8	375
3,0	54	5,9	106	8,9	160	22,2	400
3,1	55	6,0	108	9,0	162	23,6	425
3,1	56	6,1	110	9,1	164	25,0	450
3,2	58	6,2	112	9,2	165	26,4	475
3,3	60	6,3	114	9,2	166	27,7	500

Umrechnungsfaktoren: mg/dl = mmol/l × 18,016; mmol/l = mg/dl × 0,0555

Anhang: Tabellen und mehr

Body-Mass-Index (BMI)* (Erwachsene ab 18 Jahre)

Größe in cm	Normalgewicht 20	21	22	23	24	Übergewicht 25	26	27	28	29	Schweres Übergewicht 30	31	32	33	34
150	45	47	50	52	54	56	59	61	63	65	68	70	72	74	77
151	46	48	50	52	55	57	59	62	64	66	68	71	73	75	78
152	46	49	51	53	55	58	60	62	65	67	69	72	74	76	79
153	47	49	51	54	56	59	61	63	66	68	70	73	75	77	80
154	47	50	52	55	57	59	62	64	66	69	71	74	76	78	81
155	48	50	53	55	58	60	62	65	67	70	72	74	77	79	82
156	49	51	54	56	58	61	63	66	68	71	73	75	78	80	83
157	49	52	54	57	59	62	64	67	69	71	74	76	79	81	84
158	50	52	55	57	60	62	65	67	70	72	75	77	80	82	85
159	51	53	56	58	61	63	66	68	71	73	76	78	81	83	86
160	51	54	56	59	61	64	67	69	72	74	77	79	82	84	87
161	52	54	57	60	62	65	67	70	73	75	78	80	83	86	88
162	52	55	58	60	63	66	68	71	73	76	79	81	84	87	89
163	53	56	58	61	64	66	69	72	74	77	80	82	85	88	90
164	54	56	59	62	65	67	70	73	75	78	81	83	86	89	91
165	54	57	60	63	65	68	71	74	76	79	82	84	87	90	93
166	55	58	61	63	66	69	72	74	77	80	83	85	88	91	94
167	56	59	61	64	67	70	73	75	78	81	84	86	89	92	95
168	56	59	62	65	68	71	73	76	79	82	85	87	90	93	96
169	57	60	63	66	69	71	74	77	80	83	86	89	91	94	97
170	58	61	64	66	69	72	75	78	81	84	87	90	92	95	98
171	58	61	64	67	70	73	76	79	82	85	88	91	94	96	99
172	59	62	65	68	71	74	77	80	83	86	89	92	95	98	101
173	60	63	66	69	72	75	78	81	84	87	90	93	96	99	102
174	61	64	67	70	73	76	79	82	85	88	91	94	97	100	103
175	61	64	67	70	74	77	80	83	86	89	92	95	98	101	104
176	62	65	68	71	74	77	81	84	87	90	93	96	99	102	105
177	63	66	69	72	75	78	81	85	88	91	94	97	100	103	107
178	63	67	70	73	76	79	82	86	89	92	95	98	101	105	108
179	64	67	70	74	77	80	83	87	90	93	96	99	103	106	109
180	65	68	71	75	78	81	84	87	91	94	97	100	104	107	110
181	66	69	72	75	79	82	85	88	92	95	98	102	105	108	111
182	66	70	73	76	79	83	86	89	93	96	99	103	106	109	113
183	67	70	74	77	80	84	87	90	94	97	100	104	107	111	114
184	68	71	74	78	81	85	88	91	95	98	102	105	108	112	115
185	68	72	75	79	82	86	89	92	96	99	103	106	110	113	116
186	69	73	76	80	83	86	90	93	97	100	104	107	111	114	118
187	70	73	77	80	84	87	91	94	98	101	105	108	112	115	119
188	71	74	78	81	85	88	92	95	99	102	106	110	113	117	120
189	71	75	79	82	86	89	93	96	100	104	107	111	114	118	121
190	72	76	79	83	87	90	94	97	101	105	108	112	116	119	123

$$* \text{ BMI} = \frac{\text{Körpergewicht [in kg]}}{\text{Körpergröße [in m}^2\text{]}}$$

HbA_1c/durchschnittlicher Blutzucker

mmol/l	% HbA_1c	mg/dl
2,6	4	47
3,5	4,5	64
4,5	5	81
5,4	5,5	97
6,3	6	114
7,2	6,5	130
8,2	7	147
9,1	7,5	164
10,0	8	180
10,9	8,5	197
11,9	9	214
12,8	9,5	230
13,7	10	247
14,6	10,5	264
15,6	11	280
16,5	11,5	297
17,4	12	314
18,3	12,5	330
19,3	13	347
20,2	13,5	364
21,1	14	380
22,0	14,5	397
22,9	15	414
23,9	15,5	430
24,8	16	447

Anhang: Tabellen und mehr

Glossar: Diabetes von A bis Z

Analoga: Gruppe von insulinähnlichen Produkten für die Insulintherapie. Sie unterscheiden sich in ihrer chemischen Struktur von menschlichem Insulin, wodurch, je nach Veränderung, eine besonders rasche oder eine eher lange Wirkungskurve erreicht wird.

Angiotensin II: blutdrucksteigerndes Nierenhormon.

Adipositas: Fettsucht, Fettleibigkeit. Die Menge an Körperfett ist hier abnormal und übermäßig erhöht, der BMI liegt über 30; vor allem Bauchfett ist ein wesentlicher Risikofaktor für Typ-2-Diabetiker.

Altinsulin: Normalinsulin

Angiopathie: Oberbegriff für Schädigungen der Gefäße wie Arterien und Kapillaren.

Aspartam ist ein kalorienarmer Süßstoff, der 200-mal süßer ist als Haushaltszucker. Er ist nicht kariesfördernd und enthält keine Kohlenhydrate. Unter dem Handelsnamen »Nutra Sweet« ist Aspartam in Tabletten- und Streuform erhältlich.

Azeton: Azeton bildet sich beim Abbau von Fettsäuren im Körper. Es wird über den Urin ausgeschieden. Wenn bei einem Urintest erhöhte Azetonwerte (Azetonurie) festgestellt werden, weist dies auf eine Störung des Stoffwechsels hin und kann ein Zeichen für eine drohende Ketoazidose sein.

Ballaststoffe werden auch als Nahrungsfasern bezeichnet und sind nicht verwertbare Kohlenhydrate. Dazu zählen die unlöslichen Ballaststoffe Zellulose und Lignin sowie die wasserlöslichen Pektin und Hemizellulose. Ballaststoffe sind nur in pflanzlichen Lebensmitteln enthalten. Sie sorgen dafür, dass man länger kauen muss, bewirken eine längere Sättigung, regen die Verdauungstätigkeit an, tragen zu einem gemäßigteren Blutzuckeranstieg bei und senken Blutfette. Optimal ist der Verzehr von 30 g Ballaststoffen pro Tag.

Bauchspeicheldrüse: Pankreas, liegt hinter dem unteren Teil des Magens an der Wirbelsäule und hat etwa die Größe eines Tannenzapfens. Die B. besteht aus zwei Systemen: Das eine System ist für die Produktion von Insulin, Glukagon und anderen Hormonen zuständig, welche den Blutzucker im Gleichgewicht halten. Ein zweites System leitet Verdauungsfermente (Enzyme), welche Stärke, Fett und Eiweiß abbauen, in den Dünndarm.

Beta-Zellen: auch B-Zellen; die Inselzellen der Bauchspeicheldrüse, welche Insulin produzieren.

Biguanide: Tabletten, die den Blutzucker senken können, z. B. Metformin.

Blutdruck: Der Blutdruck ist der Druck, den das Blut an den Innenwänden der Arterien verursacht, wenn es vom Herzen durch den Körper gepresst wird.

Blutdruckmessung: Es werden zwei Werte gemessen: der höhere beim Zusammenziehen des Herzmuskels (systolischer Wert) und der tiefere, wenn der Herzmuskel entspannt ist (diastolischer Wert). Die Werte werden hintereinander in Millimeter Quecksilbersäule angegeben, z. B. 135/85 mmHg.

Bluthochdruck: Ab Werten von 140/90 (in der Arztpraxis gemessen) bzw. 135/85 (zu Hause gemessen) spricht man von Bluthochdruck oder Hypertonie. Bei Diabetes ist die frühe Behandlung eines erhöhten Blutdrucks (mit oder ohne Medikamente) besonders wichtig.

Blutzucker: Als Blutzucker wird der Glukoseanteil im Blut bezeichnet. Er liefert die Energie für Muskeln, Organe und andere Zellen. Bei Diabetes ist der Blutzucker erhöht.

Blutzuckermaßeinheit: Das Ergebnis der Blutzuckermessung kann in zwei Maßeinheiten angegeben werden: In Milligramm pro Deziliter (mg/dl) oder in Millimol pro Liter (mmol/l

Blutzuckermessung in der Praxis/im Labor: In der Arztpraxis wird unterschiedliches Blut zur Blutzuckerbestimmung verwendet, was zu unterschiedlichen Werten führen kann: Das kapillare Blut (aus dem Finger) enthält mehr Zucker als das venöse (aus der Armvene) nach der Gewebspassage. Zentrifugiertes Blut enthält im Plasma mehr Zucker als das Vollblut.

Blutzuckerselbstmessung: Bestimmung des Blutzuckers mittels eines Blutstropfens aus der Fingerbeere, der auf einen speziellen Teststreifen aufgetragen wird. Dieser wird entweder zur Auswertung in ein Blutzuckermessgerät eingeführt oder zeigt den Blutzucker durch eine Farbveränderung an, die mit bloßem Auge zu erkennen ist.

BMI: Body Mass Index; Körpermassenindex, mit dem man das Körpergewicht beurteilen kann; Werte unter 19 sind zu niedrig, Werte über 25 zu hoch (gilt für Erwachsene über 18 Jahre).

$$\text{BMI} = \frac{\text{Körpergewicht in Kilogramm}}{(\text{Größe in m})^2}$$

Convenience Food, auch Fertigprodukt oder bequemes Nahrungsmittel genannt: Diese Produkte sind in der Regel vorgefertigt und müssen nur noch erwärmt werden. Convenience Food ist meist sehr salzhaltig, vitamin- und mineralstoffarm, jedoch reich an Kalorien, oft durch hohe Fett- und Zuckeranteile.

DCCT: Diabetes Control and Complications Trial; die bisher größte Langzeitstudie (10 Jahre) zum Typ-1-Diabetes; die Ergebnisse wurden 1993 in den USA veröffentlicht.

Depotinsulin: Verzögerungsinsulin

Diabetes mellitus kommt aus dem Griechischen und heißt übersetzt »honigsüßer Durchfluss«; im Alltagsgebrauch meint man die Zuckerkrankheit.

Diabetiker-Lebensmittel müssen bestimmten Anforderungen der Diätverordnung entsprechen. Der Gehalt an Fett und Alkohol darf gegenüber vergleichbaren Lebensmitteln des allgemeinen Verzehrs nicht erhöht sein. Traubenzucker und Haushaltszucker dürfen in diesen Produkten nicht enthalten sein. Zugesetzt werden dürfen die kalorienhaltigen Zuckeraustauschstoffe Fruktose, Sorbit, Isomalt, Maltit, Lactit, Xylit, Mannit und die kalorienfreien Süßstoffe Saccharin, Cyclamat, Aspartam, Acesulfam K, Thaumatin und Neohesperidin. Bei speziell deklarierten Diabetiker-Lebensmitteln muss die Menge der Kohlenhydrate (BE) auf der Packung stehen.

Anhang: Tabellen und mehr

Diabetischer Fuß: häufigste Nervenschädigung bei Diabetikern, in den Füßen und Unterschenkeln; mit Geschwüren (Mal perforans) und/oder abgestorbenem Gewebe.

Einfachzucker, auch Monosaccharide genannt, sind ohne Umwandlung in Einzelbestandteile sofort resorbierbar. Dazu zählen Traubenzucker, Fruchtzucker und Milchzucker. Das heißt, wenn z. B. Traubenzucker verzehrt wird, gelangt dieser ohne den Umweg über den Verdauungsapparat direkt in die Blutbahn.

»e-plan.Ernährungssystem«®: 5-farbiges Austauschsystem der gängigen Nahrungsmittel auf der Basis von so genannten Werten. Ein »Wert« bezeichnet den Gehalt von 10 g Kohlenhydraten bzw. Eiweiß bzw. Fett des jeweiligen Nahrungsmittels. Es wird zwischen Brot-, Obst-, Gemüse-, Eiweiß-, Milch- und Fettwerten differenziert. Bestelladresse: Stiftung Ernährung und Diabetes, c/o Bürozentrum Rossfeld, Reichenbachstr. 122, CH-3004 Bern; www.diabetes-ernaehrung.ch/publikationen.shtml

Fruktose, auch Fruchtzucker genannt, ist ein Einfachzucker. Er wird als Zuckeraustauschstoff in manchen Diabetiker-Lebensmitteln verwendet. 1 g Fruktose enthält 4 kcal, 17 kJ, genau wie 1 g Haushaltszucker. Lebensmittel, die mit Fruktose gesüßt sind, sind demnach nicht kalorienärmer als normal gezuckerte Lebensmittel. Zum Abbau von Fruktose benötigt der Körper weniger Insulin als zum Abbau von Haushaltszucker.

Functional Food: industriell gefertigte Lebensmittel mit Gesundheitsanpreisung.

Gegenregulation: Die Reaktion auf einen zu tiefen Blutzucker. Dabei wird die Leber durch körpereigenes Glukagon und Adrenalin angeregt, gespeicherte Energiereserven abzubauen.

Gestationsdiabetes: Schwangerschaftsdiabetes; 2–3 % der Schwangeren haben erhöhte Blutzuckerwerte während der Schwangerschaft, die danach wieder verschwinden.

Gestörte Glukosetoleranz: IGT (Impaired Glucose Tolerance); erhöhte Blutzuckerwerte unter besonderen Belastungsbedingungen; wenn nach einem Glukosetoleranztest die Blutzuckerwerte höher liegen als bei Nichtdiabetikern, aber unterhalb der Werte von Diabetikern. Eine g. G. ist ein Risikofaktor für späteren Diabetes.

Glitazone: Medikamentengruppe, welche die Empfindlichkeit der Zellen für Insulin erhöht und so einer Resistenz entgegenwirkt.

Glucosidasehemmer: Stärkeabbauhemmer

Glukagon: Dieses Hormon ist der Gegenspieler des Insulins und wird bei tiefem Blutzucker ausgeschüttet. Es veranlasst die Leber, Glukose bereitzustellen. Im Falle einer Hypoglykämie mit Bewusstlosigkeit kann Glukagon auch gespritzt werden

Glukose, auch Traubenzucker genannt, ist ein Monosaccharid: besonders hilfreich im Falle einer Unterzuckerung, damit der Blutzuckerspiegel schnell wieder ansteigt. Reich an Glukose sind Weintrauben und Bienenhonig. Ein Teelöffel

Glukose ist halb so süß wie ein Teelöffel Fruktose oder Saccharose (Haushaltszucker).

Glykämischer Index (GI), Glyx: Der glykämische Index teilt Nahrungsmittel nach ihrer Auswirkung auf den Blutzucker ein: Faserreiche Lebensmittel mit einem tiefen GI lassen den Blutzucker langsamer ansteigen, was für die Ernährung bei Diabetes von Vorteil ist.

Glykogen: In der Leber und in den Muskeln gespeicherte Energiereserven, welche bei tiefem Blutzucker zu Glukose abgebaut werden und in den Blutkreislauf gelangen bzw. von den Muskelzellen verbraucht werden.

HbA_1c-Wert: Hämoglobin A_1c gibt die durchschnittliche Blutzuckerkonzentration in den roten Blutkörperchen der letzten 8–10 Wochen an; eine Art Blutzuckerlangzeitgedächtnis des Körpers.

Hülsenfrüchte, auch Leguminosen genannt: Zu ihnen zählen Erbsen, Bohnen, Linsen sowie Sojabohnen. Sie sind sehr reich an biologisch hochwertigem Eiweiß, reich an Vitamin A, B_1, B_2, B_6, E und Folsäure. Die Mineralstoffe Kalzium, Phosphor, Eisen, Zink, Mangan und Jod sind in Hülsenfrüchten enthalten. Durch den sehr hohen Anteil an quellenden Ballaststoffen (z. B. Pektin) sind Hülsenfrüchte nur gering blutzuckerwirksam.

Humaninsulin hat den gleichen chemischen Aufbau wie menschliches Insulin. Es wird gentechnologisch hergestellt.

Hyperglykämie: erhöhter Zuckergehalt des Blutes, welcher langfristig Schäden an Niere, Augen, Herz und Beinarterien verursachen kann. Eine akute Gefahr ist das diabetische Koma mit Übersäuerung des Blutes, welches ohne Behandlung zum Tod führen kann.

Hypoglykämie: Unterzuckerung; Blutzuckerabfall auf Werte unter 2,8 mmol/l (50 mg/dl). Wird in der Regel von Frühwarnsymptomen angekündigt, die sich aber durch lange Diabetesdauer oder Wechsel von tierischem auf Humaninsulin abschwächen bzw. verändern können. Schwere Hypoglykämien führen zu Bewusstlosigkeit und in einigen Fällen zum Tod.

ICT: Intensive Conventional Therapy, intensivierte Insulintherapie; Grundlage ist hier lang wirksames (Verzögerungs-) Insulin, zu welchem zusätzlich kurz wirksames (Alt-, Normal-) Insulin zu den Mahlzeiten gespritzt wird; es sind mehrere Insulininjektionen und mehrere Blutzuckertests pro Tag notwendig.

IGT: Impaired Glucose Tolerance; gestörte Glukosetoleranz.

Insulin: Hormon der Bauchspeicheldrüse, das dem Körper hilft, Glukose zu verwerten; »Schlüssel«, um Glukose in die Körperzellen einzuschleusen, damit diese daraus Energie gewinnen können.

Insulinresistenz: die Zellmembranen der Körperzellen (z. B. Muskel- und Fettzellen) reagieren zu wenig bis gar nicht auf Insulin, sie sind insulinresistent.

Isophanes Insulin: NPH-Insulin

Ketoazidose: schwere Stoffwechselentgleisung bei Insulinmangel; Patienten und Patientinnen mit einer diabetischen Keto-

Anhang: Tabellen und mehr

azidose haben unter anderem sehr hohe Blutzuckerwerte und übersäuertes Blut.

Ketonkörper (Endprodukte des Fettabbaus) entstehen, wenn Fettzellen rasch abgebaut werden und übersäuern das Blut.

Kohlenhydrate: Abkürzung KH; Energie liefernde Nahrungsbestandteile, die bei der Verdauung zu Zucker abgebaut werden und den Blutzucker erhöhen. In einer gesunden Ernährung sollten sie mindestens 50 % der Tageskalorien ausmachen.

Kohlenhydrateinheit, Abkürzung KE, BE (Broteinheit, -wert) oder KHE: Dies ist eine Schätzeinheit für Kohlenhydratportionen. Eine K. enthält 10–12 g Kohlenhydrate ohne Ballaststoffanteil. Das »e-plan.Ernährungssystem« unterscheidet bei kohlenhydrathaltigen Nahrungsmitteln zwischen Brot-, Obst-, Gemüse- und Milchwerten.

Konventionelle Diabetestherapie: Behandlung des Diabetes mit Bewegung, vollwertiger Ernährung und Gewichtsreduktion, ohne blutzuckersenkende Tabletten und ohne Insulin. Diese Behandlungsform ist die erste Wahl bei neu diagnostiziertem Diabetes.

Konventionelle Insulintherapie: Starres Behandlungskonzept mit ein oder zwei Spritzen Mischinsulin täglich. Bei der k. I. ist festgelegt, wann und wie viele Kohlenhydrate gegessen werden.

Koronare Herzkrankheit: Erkrankung des Herzens, wenn die Herzkranzgefäße verengt sind und die Herzmuskulatur nicht ausreichend durchblutet wird.

Lente-Insuline: Diesen Verzögerungsinsulinen wird Zink zugesetzt, um verlangsamte Wirkungskurven zu erreichen. Zink ist auch ein Bestandteil des körpereigenen Insulins.

Medikamentöse Diabetestherapie: Behandlung des Diabetes mit blutzuckersenkenden Tabletten oder Insulin, wenn die konventionelle Therapie allein den Blutzucker nicht mehr genügend zu senken vermag.

Meglitinide: Gruppe von Medikamenten, welche den Blutzucker senken.

Metabolisches Syndrom: gemeinsames Auftreten von Adipositas, erhöhten Blutfetten (z. B. Cholesterin), erhöhtem Blutdruck und Typ-2-Diabetes; erhöht das Risiko für Gefäßschäden.

Metformin: Wirkstoff aus der Gruppe der Biguanide; senkt erhöhte Blutzuckerspiegel, indem er u. a. den Übertritt von Glukose in die Zelle erleichtert.

mg/dl: Milligramm pro Deziliter; (traditionelle) Maßeinheit für den Blutzuckerspiegel.

Mikroalbuminurie: mit dem Urin wird vermehrt Albumin (Eiweiß) ausgeschieden; Anzeichen einer Nierenschädigung oder diabetischen Nephropathie. Die Mikroalbumin-Messung ist ein wichtiger Test zur Früherfassung einer Nierenschädigung.

Mischinsulin: Normalinsulin und Verzögerungsinsulin sind vorgefertigt in festen Mischverhältnissen erhältlich (z. B. 30/70 Mix = 30 % rasch wirkendes Normalinsulin und 70 % langsam wirkendes Verzögerungsinsulin).

mmol/l: Millimol pro Liter; internationale Maßeinheit für den Blutzucker.

Nährstoffe werden in Energie liefernde und energiefreie Nährstoffe unterteilt. Eiweiß, Fett und Kohlenhydrate liefern Energie in Form von Kilokalorien/Kilojoule (1 g Eiweiß und Kohlenhydrate je 4 kcal/17 KJ; 1 g Fett je 9 kcal/38 KJ). Energiefreie Nährstoffe sind Wasser, Vitamine, Ballaststoffe, Farb-, Duft- und Geschmacksstoffe. Alle Nährstoffe sind lebensnotwendig (essenziell) und müssen bzw. sollten über die Nahrung aufgenommen werden.

Nahrungsfasern: Ballaststoffe

Nephropathie, diabetische: diabetesbedingte Nierenerkrankung. Die Nieren funktionieren nicht mehr richtig bis hin zum Nierenversagen; häufige Folgeerkrankung bei Diabetikern.

Neuropathie, diabetische: Nervenerkrankung/-schädigung. Häufige Folgeerkrankung bei Diabetikern; die fortgeschrittene diabetische Neuropathie nennt man diabetische Polyneuropathie.

Nierenschwelle: bezeichnet den Grenzbereich, ab dem die Kapazität der Niere, Zucker aufzunehmen, erreicht ist. Dieser Grenzbereich liegt um 10 mmol/l (180 mg/dl), variiert aber individuell. Beim Überschreiten dieses Grenzbereichs wird der Zucker über den Urin ausgeschieden und ist dort mit einem Urintest nachweisbar.

Normalinsulin: Insuline mit rasch einsetzender Wirkung und kurzer Wirkungsdauer. Normalinsulin ist eine klare Flüssigkeit.

NPH-Insulin (NPH steht für Neutral Protamin Hagedorn), auch isophanes Insulin genannt. Es ist ein Verzögerungsinsulin, dessen verlangsamte Wirkung durch Fischsperma (Protamin) erreicht wird.

Nüchternblutzucker: der Blutzuckerwert am Morgen, bevor man etwas gegessen hat. »Nüchtern« wird definiert als Zeitraum von 8 Stunden ohne Kalorienaufnahme.

Obst enthält ein Gemisch aus Fruchtzucker, Traubenzucker und Zucker; die Anteile der jeweiligen Zuckerart sind je nach Obstsorte unterschiedlich (im Durchschnitt ungefähr je ein Drittel). Sie müssen als Kohlenhydratportion berücksichtigt werden. Auch saures Obst, z. B. Grapefruits oder Granny-Äpfel, enthält Kohlenhydrate. In Fertigprodukten, z. B. Fruchtsäften oder Soßen, kann zusätzlich Haushaltszucker oder Traubenzucker zugesetzt sein.

Orale Antidiabetika: oral = durch den Mund. Oberbegriff für die Gruppe der blutzuckersenkenden Tabletten.

Pankreas: Bauchspeicheldrüse

Polyneuropathie, diabetische: fortgeschrittene Nervenstörungen aufgrund von Diabetes, z. B. der diabetische Fuß; bei dauernd schlechter Blutzuckereinstellung werden die kleinsten Gefäße, welche die Nerven versorgen, geschädigt.

Retinopathie, diabetische: Netzhauterkrankung, häufige Folgeerkrankung bei Diabetikern mit kleinen Blutungsherden in der Netzhaut. Das Sehvermögen kann beeinträchtigt werden bis hin zur Blindheit; das fortgeschrittene Stadium mit Gefäßneubildung (= Proliferation) am Augenhintergrund wird als proliferative diabetische Retinopathie bezeichnet.

Anhang: Tabellen und mehr

Schwangerschaftsdiabetes: Gestationsdiabetes.

Stärkeabbauhemmer (Glucosidasehemmer): Gruppe von Präparaten, welche den Abbau von Stärke zu Einfachzucker beim Verdauungsvorgang vermindern und so den Anstieg des Blutzuckers nach einer Mahlzeit bremsen.

Sulfonylharnstoffe: die bei Typ-2-Diabetikern am häufigsten verwendete Medikamentengruppe. Die S. wirken vor allem an den Beta-Zellen der Bauchspeicheldrüse und sorgen dafür, dass mehr Insulin ausgeschüttet wird.

Süßstoffe: kalorienfreie Zuckerersatzstoffe wie Saccharin, Cyclamat, Aspartam, Acesulfam K, Thaumatin und Neohesperidin.

Thiazolidinedione: Tabletten für die medikamentöse Diabetestherapie, welche die Aufnahme von Insulin in die Zellen verbessern und damit einer Insulinresistenz entgegenwirken.

Tierische Insuline werden aus der Bauchspeicheldrüse von Schlachtvieh gewonnen (Rind: bovines Insulin, oder Schwein: porcines Insulin). Die heutigen Produkte sind hochgereinigt und verursachen kaum mehr Allergien.

Triglyceride: bestimmte Form der Blutfette, die entweder im Körper gebildet oder durch tierische Nahrungsmittel aufgenommen werden; erhöhte Werte sind häufig ein Zeichen für einen ungenügend eingestellten Diabetes, aber auch für ausgeprägtes Übergewicht.

Typ-1-Diabetes: der Insulinmangeldiabetes; Betroffene produzieren viel zu wenig oder gar kein Insulin und müssen sich daher mehrmals täglich Insulin spritzen.

Typ-2-Diabetes: Betroffene produzieren anfangs genug Insulin, welches aber nicht richtig wirkt, sodass der Blutzucker nach dem Essen stark ansteigt. Häufig müssen zur Behandlung orale Antidiabetika gegeben werden.

UKPDS: United Kingdom Prospective Diabetes Study; die bisher größte Langzeitstudie (20 Jahre) zum Typ-2-Diabetes; die Ergebnisse wurden im September 1998 in Barcelona veröffentlicht.

Urintest: Teststreifen, mit dem der Zucker- und Azetongehalt des Urins bestimmt werden kann.

Verzögerungsinsuline: Diese Insuline haben eine langsamer einsetzende und länger anhaltende Wirkung als Normalinsuline. Sie werden auch als Depotinsuline bezeichnet, da sie primär den Grundbedarf an Insulin außerhalb der Mahlzeiten abdecken. Zu dieser Gruppe gehören Insuline vom Typ Lente und NPH-Insuline. Optisch sind diese Insuline trübe Flüssigkeiten.

Zuckeraustauschstoffe: Fruchtzucker hat einen Energiegehalt von 4 kcal/g und muss im Hinblick auf Kohlenhydrate angerechnet werden. Für Zuckeralkohole (»Ersatzzucker«) gilt ein Energiegehalt von 2,4 kcal/g.

Zuckerkrankheit: Diabetes mellitus.

Adressen, die weiterhelfen

Selbsthilfegruppen

Deutscher Diabetiker-Bund e.V. (DDB)
Bundesgeschäftsstelle
Goethestraße 27
D-34119 Kassel
Tel. 0561/7 03 44 70

Hier können auch die Adressen der einzelnen Landesverbände erfragt werden.

Österreichische Diabetiker Vereinigung
Bundesservicezentrale
Moosstraße 18
A-5020 Salzburg,
Tel.: +43 (0)662/82 77 22

Schweizerische Diabetes-Gesellschaft
Generalsekretariat
Rütistraße 3 A
CH-5400 Baden
Tel. +41 (0)5 62 00 17 90

Ärztliche Fachgesellschaften

Deutsche Diabetes-Gesellschaft (DDG)
Bürkle-de-la-Camp-Platz 1
44789 Bochum
Tel. 0234/97 88 90

AG für Psychologie und Verhaltensmedizin in der DDG:
Dr. B. Kulzer
Diabetes-Zentrum Mergentheim
Theodor-Klotzbücher-Straße
97980 Bad Mergentheim
Tel. 07931/59 41 51

Sekretariat der Österreichischen Diabetes Gesellschaft
Währingerstraße 76/13
A- 1090 Wien
Tel. + 43 (0) 650/7 70 33 78

Weitere Adressen

Deutsche Diabetes-Union (DDU)
Prof. Dr. med. Eberhard Standl
III. Med. Abteilung
Städt. Krankenhaus München-Schwabing
Kölner Platz 1
80804 München
Tel. 089/30 68-25 23
(Die DDU versteht sich als Dachorganisation für die DDG und den DDB sowie den BdKJ, um sich auf politischer Ebene für die Belange der Menschen mit Diabetes einzusetzen)

Internet-Adressen

care.diabetesjournals.org/
Die Onlineausgabe des Magazins der Amerikanischen Diabetesgesellschaft ADA bietet Fachwissen und Newsletter für Englischsprachige.

www.addk.de
Adressenliste der Arbeitsgemeinschaft Deutscher Diabetes-Kliniken (28 Mitglieder), u. a. Links zu den Diabetes-Zentren.

Anhang: Tabellen und mehr

www.deutsche-diabetes-gesellschaft.de
Website der wissenschaftlichen Fachgesellschaft DDG und ihrer 11 Arbeitsgemeinschaften. Adressen von spezialisierten Kliniken und weitere Informationen für Patienten.

www.diabetes-ernaehrung.ch
Homepage der Stiftung für Ernährung und Diabetes, Bern. Grundinformationen zu Diabetes, zusammengestellt vom Autor dieses Buches.

www.diabetes-journal.de
Website des Diabetes-Journals, der Zeitschrift des Deutschen Diabetiker-Bundes und der deutschen Diabetes-Union. Abonnentinnen und Abonnenten steht das Zeitschriftenarchiv unter www.diabetes-verlag.de offen.

www.diabetes-kids.de
Selbsthilfe-Seite für Kinder und Jugendliche.

www.diabetes-psychologie.de
Homepage der Arbeitsgemeinschaft Psychologie und Verhaltensmedizin in der DDG. Unter anderem auch Adressen von Therapeuten, die sich auf die Beratung und Behandlung von Menschen mit Diabetes spezialisiert haben.

www.diabetes-webring.de
Moderierte Linksammlung. Für Patienten, Selbsthilfegruppen, Ärzte, Apotheker, Kliniken und Organisationen gleichermaßen zugänglich.

www.diabetesberater.at
Die Seite des Verbandes der österreichischen DiabetesberaterInnen bietet Grundwissen und Adressen.

www.diabetesgesellschaft.ch
Webseite der Schweizerischen Diabetes-Gesellschaft, mit Links zu den 19 regionalen Sektionen.

www.diabeticus.de
Berichte von Betroffenen.

www.idaa.de
Homepage der Internationalen Vereinigung diabetischer Sportler. Hilfreich für alle, die mit Diabetes aktiv Sport treiben wollen.

www.dsmd-faq.info
Seite zur Beantwortung der häufigsten Fragen (FAQ) in der Newsgroup de.sci.medizin.diabetes.

www.oedg.org
Seite der Österreichischen Diabetes Gesellschaft (ÖDG), der ärztlich-wissenschaftlichen Fachgesellschaft der österreichischen DiabetesexpertInnen.

www.who.int/topics/diabetes_mellitus/en/
Seite der Weltgesundheitsorganisation (WHO) zu Diabetes mellitus in englischer Sprache. Definitionen, Häufigkeit und Handlungsmöglichkeiten weltweit.

Bücher zum Weiterlesen

Köstlich essen bei Diabetes. Keine Probleme mit Zucker und Cholesterin. Vom Snack bis zum Festtagsmenü. Mit 122 abwechslungsreichen Rezepten. Kirsten Metternich. TRIAS Verlag, Stuttgart 2005.

Das große TRIAS-Handbuch für Diabetiker. Typ 1 und Typ 2: Alles was Ihnen hilft – für ein aktives Leben ohne Einschränkungen. Eberhard Standl, Hellmut Mehnert. TRIAS Verlag, 8. Auflage, Stuttgart 2006.

Diabetes: So bleiben Ihre Nieren gesund. Erkennen Sie Ihr persönliches Risiko. Individuell angepasst: So finden Sie zur optimalen Ernährung. Nierenfreundlich kochen: Wie Sie Ihre Lieblingsgerichte einfach umstellen. Gunda Staib. TRIAS Verlag, Stuttgart 2003.

Richtig einkaufen bei Diabetes. Diagnose; Ernährungstipps; Richtig einkaufen; Einkaufstabellen; Außer Haus essen; Selbst kochen. Karin Hofele, Marion Burkard. TRIAS Verlag, Stuttgart 2004.

BE bequem berechnet: Tabelle für 530 Fertigprodukte, Süßigkeiten und Getränke. Margarete Heusch, Anja Lemloh. TRIAS Verlag, Stuttgart 2003.

Kohlenhydrat- und Fett-Austauschtabelle für Diabetiker. Eberhard Standl, Maria Loser. TRIAS Verlag, Stuttgart 2002.

Abnehmen bei Typ-2-Diabetes – nach F. X. Mayr. Ohne kompliziertes Abwiegen und Zählen. 130 Rezepte leicht und schnell auf den Tisch gebracht. Das schmeckt der ganzen Familie. Peter Mayr. Haug Verlag, Stuttgart 2004.

Fußgesund bei Diabetes. Diabetischer Fuß: Symptome rechtzeitig erkennen. So werden Sie selbst aktiv: Fußpflege, Schuhwerk, Übungen. Karl-Heinz Nedder. TRIAS Verlag, Stuttgart 2005.

Diabetes: Ein rechtlicher und sozialer Ratgeber. In Beruf, zu Hause und unterwegs: Praktische Hilfen für Ihren Alltag. Markus T. Mall, Lutz Weger. TRIAS Verlag, Stuttgart 2003.

Diabetes im Alter. Informationen für Senioren. Tipps und Hilfsmittel, die Ihnen den Alltag erleichtern. Karl-Heinz Nedder. TRIAS Verlag, Stuttgart 2002.

Der große Schwangerschafts-Ratgeber für Diabetikerinnen. Gut vorbereitet schwanger werden. Sicher durch Schwangerschaft und Geburt. So vermeiden Sie Risiken für sich und Ihr Baby. Helmut Kleinwechter, Ute Schäfer-Graf, Ursula Mäder. TRIAS Verlag, Stuttgart 2004.

Der große TRIAS-Ratgeber Diabetes bei Kindern. Alles Wissenswerte für Sie und Ihre Familie. Wie Ihr Kind sich unbeschwert entwickelt und erwachsen wird. Sicher in Schule und Freizeit. Wolfgang Hecker, Béla Bartus. TRIAS Verlag, Stuttgart 2002.

Mit Diabetes komm' ich klar. Zurück zum inneren Gleichgewicht mit Positiver Psychotherapie. Nossrat Peseschkian, Günther Sachse. TRIAS Verlag, Stuttgart 2001.

Anhang: Tabellen und mehr

Register

Anhang: Tabellen und mehr

IMPRESSUM

Bibliografische Information der Deutschen Nationalbibliothek
Die Deutsche Natinalibliothek verzeichnet diese Publikation in der Deutschen Nationalbibliografie; detaillierte bibliografische Daten sind im Internet über http://dnb.d-nb.de abrufbar

Programmplanung: Uta Spieldiener

Redaktion und Satz: Dipl.-Biol. Sabine Seifert · Satz/Grafik/Lektorat

Fachliche Mitarbeit: Eva Mathez, I&D FH, Patricia Teuscher-Sick, dipl. Ernährungsberaterin HF

Umschlaggestaltung und Layout: CYCLUS · Visuelle Kommunikation

Bildnachweis:
Umschlagfoto: getty
Fotos im Innenteil: Fridhelm Volk (S. 52/53); Norbert Reismann (S. 145); alle übrigen: Archiv der Thieme-Verlagsgruppe. Die abgebildeten Personen haben in keiner Weise etwas mit der Krankheit zu tun.

Zeichnungen: Christian Götz, La Chaux-de-Fonds; Sabine Seifert (S. 76)

2. überarbeitete Auflage

Printed in Germany

Gesetzt in: QuarkXPress
Druck: Westermann Druck Zwickau GmbH

Gedruckt auf chlorfrei gebleichtem Papier

ISBN 3-8304-3320-4
ISBN 978-3-8304-3320-0

1 2 3 4 5 6